J'ai l'âge que je veux !

De la même auteure, aux éditions Leduc :
Belle & bien dans son âge, 2021.

Leduc s'engage pour une fabrication écoresponsable !
« Des livres pour mieux vivre », c'est la devise de notre maison. Et vivre mieux, c'est vivre en impactant positivement le monde qui nous entoure ! C'est pourquoi nous avons fait le choix de l'écoresponsabilité. Un livre écoresponsable, c'est une impression respectueuse de l'environnement, un papier issu de forêts gérées durablement (papier FSC® ou PEFC), un nombre de kilomètres limité avant d'arriver dans vos mains (90 % de nos livres sont imprimés en Europe, et 40 % en France), un format optimisé pour éviter la gâche papier et un tirage ajusté pour minimiser le pilon ! Pour en savoir plus, rendez-vous sur notre site.

Conseil éditorial : Ariane Geffard
Édition : Alix Lefief-Delcourt
Correction : Clémentine Sanchez
Relecture : Sophie Guibout
Mise en page : Élise Bonhomme
Illustrations des postures de sport : Hung Ho Thanh
Couverture : Caroline Gioux
Photo : Laurence Revol

10, place des Cinq-Martyrs-du-Lycée-Buffon
75015 Paris
ISBN : 979-10-285-2695-5

NATACHA DZIKOWSKI

J'ai l'âge que je veux !

6 PROTOCOLES
pour reprogrammer votre corps et votre mental, à n'importe quel moment de votre vie

LEDUC

« Nous nous rencontrons maintes
et maintes fois sous mille déguisements
sur les chemins de la vie. »

Carl Jung

INTRODUCTION

Aimer qui on est dans son âge. Être heureux de faire son âge, de l'habiter sans complexe, cet âge qui fait partie de la vie, de notre vie. Pourquoi le craindre, le regarder en chien de faïence, le redouter, en fait ? Parce qu'il est à tort stigmatisé, utilisé comme prétexte d'exclusion et de discrimination. L'âgisme – pour nommer cette idéologie ravageuse – ostracise l'âge. Il l'enferme dans le passé, fige et empêche la projection dans un demain heureux, positif, épanouissant. L'âgisme est excluant, destructeur de confiance en soi. Ce regard négatif porté sur l'âge nous blesse et le sentiment d'être « *out* », dépassé, nous rend malades. Il est source de frustration et crée de l'insécurité physique et émotionnelle. Il nous donne à penser que le temps qui passe est un péril qui nous rend périssables. Et il n'y a rien de plus faux. Il suffit de nous regarder pour se rendre compte que tous les âges rajeunissent dans leur représentation.

Alors, par quel mécanisme en sommes-nous arrivés à avoir peur de l'âge ? Tout simplement en amalgamant l'âge au fait de vieillir. Or on sait aujourd'hui que cette association de l'âge et de vieillir est fausse, car 80 % de notre vieillissement repose sur notre hygiène de vie. Nos cellules savent se renouveler et notre corps s'autorégénérer, s'autoguérir. Notre mode de vie peut perturber ses mécanismes naturels et accélérer la dégénérescence cellulaire, en un mot, faire vieillir notre corps plus vite. Nous avons ainsi le pouvoir de contrôler notre âge biologique par notre mode de vie. L'âge n'est donc pas une limite, il fait partie de la vie.

C'est le moment de changer de regard sur l'âge, de l'aborder non pas comme un poids à subir ou un fardeau qui nous entrave, mais comme une aventure, un MOUVEMENT TRANSFORMATEUR, une opportunité pour développer pleinement notre potentiel, nous réconcilier avec notre être profond et créer une relation bienveillante et attentive à soi. L'âge a de moins en moins le pouvoir de nous définir et de nous limiter. Nous ne sommes pas réductibles à notre âge. Nous sommes bien plus que ça. À nous de choisir la manière dont nous le vivons et dont nous avons envie de le vivre. À nous de choisir comment nous souhaitons prendre de l'âge, MATURER.

C'est le moment de nous libérer du poids de l'extérieur, du regard des autres auxquels nous donnons trop d'importance et qui nous enferme dans des cases tout autant obsolètes qu'inintéressantes. Lorsque nous laissons les autres nous imposer un modèle quel qu'il soit, nous finissons par ne plus agir comme nous en avons envie. Nous muselons notre intuition, cette petite voix à l'intérieur de nous qui nous guide et qui sait où est le chemin. Nous sommes ce que nous pensons, nos pensées créent notre identité et notre perception. Souvent, sans nous en rendre compte, nous fonctionnons en mode pilotage automatique, nos pensées sont les mêmes d'un jour à l'autre, ce qui rétrécit nos possibilités. Quand ce sont toujours les mêmes pensées qui nous envahissent, nous nous retrouvons prisonniers des mêmes possibilités ou absences de possibilités.

C'est le moment de prendre un instant pour nous arrêter et nous demander comment nous nous percevons dans notre âge. Comment avons-nous envie de nous représenter dans nos âges ? Souvent, au fil de nos échanges, vous me dites combien vous vous sentez plus épanoui aujourd'hui, mieux dans votre peau, et que c'est souvent le regard des autres qui vous renvoie une image négative.

Nous sommes toutes et tous sans date limite de péremption. Oui, il nous est possible de nous reprogrammer dans notre âge à partir du moment où nous comprenons ce qui accélère le vieillissement de notre corps et pourquoi ce n'est pas une fatalité. REPROGRAMMER SON ÂGE est possible et à la portée de chacune et chacun d'entre nous. Personne ne peut le faire à notre place. Il nous appartient de nous prendre en main, car aider son corps à rester en bonne santé le plus longtemps possible, c'est la clé de l'ÂGE HEUREUX.

Ce que je vous propose dans ce guide, ce n'est pas une conversion ou une liste de diktats, mais UNE MÉTHODE D'AUTOREPROGRAMMATION dont vous choisissez le timing et les modalités. Ce sont des gestes simples que nous pouvons accomplir pour activer, stimuler nos gènes de longévité. Une méthode bienveillante pour tirer le meilleur parti de votre corps et en faire votre allié jour après jour, pour qu'il ne soit plus une grande boîte noire dont vous ne comprenez pas le mode d'emploi. Et, bonne nouvelle, vous n'êtes pas obligé de tout faire pour que ça marche, car notre corps et notre mental ne fonctionnent pas en système binaire. Ce que je vous propose, c'est une méthode modulable et personnalisable organisée en modules flexibles que vous ajustez à votre rythme au corpus de base de la reprogrammation, que j'ai appelé « les Essentiels de l'âge heureux ».

La première étape est simple, elle consiste à choisir l'action, celle de décider de ne plus subir l'âge comme une limite mais d'en faire le socle d'une aventure transformative, inspirante et épanouissante. Vous ne craindrez plus l'âge à partir du moment où vous ne le subirez plus, où vous aurez compris comment mettre en place une hygiène de vie qui vous permettra d'allonger votre vie en bonne santé, de conserver un corps et un cerveau parfaitement sains, où vous transformerez votre état d'esprit en vous focalisant davantage sur tout ce que vous pouvez apprendre *versus* tout ce que vous pouvez gagner.

En 6 protocoles (1 programme de base + 5 modules à la carte), vous avez à votre disposition une boîte à outils complète, simple à utiliser pour vous réconcilier avec l'âge, le vôtre.

Je m'appelle **Natacha Dzikowski** et je suis passionnée par la santé, le bien-être, le développement personnel, tout ce qui nous donne confiance en nous, qui nous aide à nous sentir invincibles à tous les âges de notre vie. J'aime vous expliquer le fonctionnement du corps humain et vous donner toutes les clés pour être en pleine possession de votre âge biologique, pour oser casser les chaînes de la peur de l'âge, et créer un espace de sécurité et de liberté pour accueillir vôtre âge sans complexe.

J'ai l'âge que je veux !, c'est le guide de l'âge heureux, le vôtre à tous les âges. Le guide de la longévité active qui vous donne les clés pour prolonger votre vitalité et votre vie en bonne santé, pour faire de votre âge une force. Le guide qui vous donne envie d'avoir votre âge, de le chérir, de l'enchanter, de le développer, de le faire fructifier.

PARTIE

N° 1

PRENEZ LA MAIN SUR VOTRE ÂGE !

CHAPITRE

N° 1

ÂGE ET VIEILLISSEMENT : LA MÉPRISE

« Le plus bel âge est l'âge que l'on a. »

Âge et vieillissement sont souvent confondus à tort, associés l'un à l'autre, définis l'un par rapport à l'autre, et pourtant, ce sont deux notions complètement différentes. L'âge fait partie de la vie. C'est notre compagnon de tous les jours. Le vieillissement, quant à lui, est une déprogrammation de nos cellules avec le temps. La cellule subit un ensemble de stress liés à ses activités propres et, au fil des dommages et réparations qu'elle doit mettre en place, elle perd le fil et se déprogramme, devenant ainsi moins fonctionnelle (je reviendrai dans le chapitre suivant sur une explication détaillée du processus de vieillissement cellulaire qu'il est important de comprendre pour distinguer âge et vieillissement).

En finir avec l'âgisme

L'âge n'est pas un fardeau : il est une opportunité, une chance. Et pourtant, il n'a pas bonne presse. Il est très souvent associé au déclin, à la limitation, à l'exclusion. Prendre de l'âge reviendrait, pour les femmes surtout, à devenir invisibles et à vivre en dehors de là où les choses se passent, dans un entre-deux pas très attirant fait de pertes et de renoncements.

> ***« L'âgisme exclut. Il donne le sentiment d'être "out" comme si l'âge était une faute. »***

L'âgisme, cette idéologie pernicieuse qui fait de l'âge sinon une faute du moins un prétexte à exclure, se répand dans tous les interstices possibles et, de fait, exclut les plus de 50 ans de nombre de secteurs dont le travail, la séduction, la féminité, la désirabilité. L'âgisme exclut. Il donne le sentiment d'être « *out* », comme si l'âge était une faute, ce qu'il n'est pas, évidemment. L'âgisme est source de frustration et entame la confiance en soi. Il crée de l'insécurité corporelle et émotionnelle, il nous donne à penser que le temps est un péril et que nous sommes périssables. C'est faux bien sûr. Il suffit, pour s'en convaincre, de regarder autour de soi. Quand je nous regarde, je suis frappée de voir combien, avec l'allongement de la durée de vie, tous les âges rajeunissent dans leur représentation et expression.

Son pendant, le jeunisme, est tout aussi pernicieux en ce qu'il semble établir que le seul état viable et intéressant est la jeunesse entendue au sens d'une décennie entre 20 et 30 ans, en gros. C'est tellement faux et illusoire. La jeunesse n'est pas un état biologique mais plutôt une façon d'appréhender la vie. Être jeune, c'est avoir l'énergie et la capacité physique de faire ce que nous voulons avec enthousiasme, d'être curieux et ouverts sur le monde, la nouveauté, la découverte, l'inconnu.

Être jeune ne peut être réduit à un état corporel transitoire. Qui plus est, aujourd'hui, tout le corps médical s'accorde sur la distinction entre âge civil et âge biologique en ce sens où 80 % de notre vieillissement est dépendant de notre hygiène de vie. **Nous avons la main sur notre âge biologique *via* notre hygiène de vie.** Nous pouvons donc aider notre corps à rester en bonne santé plus longtemps, nous pouvons nous construire **une longévité active**. Nous avons le pouvoir d'influencer notre vieillissement par notre mode de vie, la nature de nos activités sportives et de notre alimentation.

ALORS, L'ÂGISME EST-IL UNE FATALITÉ ?

Non, à partir du moment où l'on décide de le combattre et d'affirmer que l'on peut prendre de l'âge sans forcément vieillir au sens de sortir de la sphère active, du désir, de la séduction.

Qu'est-ce que prendre de l'âge ? C'est un PHÉNOMÈNE BIOLOGIQUE, et je vous montrerai dans ce guide de quelle façon vous avez la main sur cette dimension biologique de l'âge. C'est aussi UN FAIT SOCIAL COLLECTIF que nous fabriquons ensemble par le biais de notre perception de l'âge, des images et archétypes que nous lui associons et que nous renvoyons. Les années qui passent sont-elles synonymes de déclin, tranquillité, expériences ou limitation ? Pourquoi à un moment décide-t-on de se mettre en retrait ? De ralentir ? En a-t-on le désir ou bien est-ce que l'on cède à ce que les autres projettent sur soi ?

REFUSER L'ÂGISME ET IMPOSER DES MODÈLES ALTERNATIFS

Plus nous serons nombreuses et nombreux à refuser de nous laisser enfermer dans cette vision négative de l'âge, plus nous libérerons la parole et ferons émerger de nouvelles représentations de l'âge. Car elles manquent, ces représentations positives et sans complexe de l'âge à tous les âges. Non, les femmes à partir de 50 ans ne se ressemblent pas toutes et, surtout, elles ne deviennent pas invisibles. Pourquoi toujours présenter des femmes jeunes, des corps jeunes ? Pourquoi retrouve-t-on toujours les mêmes archétypes quand on parle des femmes matures, à savoir des cheveux gris coupés courts et des pulls couleurs pastel ?

Toutes ces cases préremplies nous plombent et nous enferment dans des représentations qui ne nous ressemblent pas, qui sont à côté de la plaque. À nous de prendre la parole, de faire bouger les lignes et d'imposer notre vision de l'âge, les représentations qui nous plaisent et nous semblent justes. **Soyons les ambassadrices et ambassadeurs de notre âge, de l'âge heureux et sans complexe, de l'âge dans lequel nous sommes heureux d'habiter.** Ce qui nous importe en vrai, c'est l'âge que nous ressentons et non celui que l'extérieur, « ces fameux autres », nous renvoie avec ses peurs accrochées à son flanc. Gardons toujours en tête que les autres ont sur nous uniquement le pouvoir que nous leur donnons. Si notre regard sur nous-mêmes est trop dépendant de l'extérieur, alors les autres deviennent les étalons de mesure de ce que nous pensons de nous-mêmes. Là réside le cœur de nombreuses souffrances émotionnelles, car **ce qui conditionne, entre autres, notre rapport à l'âge, c'est le regard que nous portons collectivement sur lui.** Si l'âge nous autorise une liberté, c'est bien celle de décider de s'affranchir du regard des autres. Quand nous arrêtons de nous comparer aux autres, nous nous autorisons à sortir du jugement, de l'évaluation, du complexe, du manque. Et ça marche à tous les âges. On a le droit de refuser les cases toutes faites, prêtes à l'emploi, associées à chaque âge. On peut avoir 30 ans et pas du tout envie de devenir mère ; 40 ans et justement en avoir envie. Être célibataire à 35 ans et n'avoir aucune envie de se marier, ou bien fêter ses 70 ans et décider de le faire...

> **“ L'âge est une construction sociale. ”**

Faisons communauté autour de l'âge en refusant l'âgisme, car nous ne sommes pas obligés de souscrire au regard des autres. Nous sommes libres de définir comment nous avons envie d'habiter notre âge, de le savourer, de le posséder, de l'honorer, de l'entretenir et de l'aimer. Aimer son âge et le vivre pleinement, c'est un message puissant que l'on s'envoie à soi-même. Il dit notre alignement intérieur, notre présence à notre corps, notre volonté de coopérer avec nous-mêmes *versus* être en compétition avec les autres et dans une logique de performances permanentes.

L'âge nous limite-t-il ?

Il nous invite plutôt à redéfinir nos priorités, à nous réconcilier avec nous-mêmes, à aller à la rencontre de la personne que nous avons envie d'être *versus* celle que nous pensons devoir être pour répondre aux attentes extérieures.

COMBATTRE LE SYNDROME DU RÉTROVISEUR

Non, notre passé n'est pas si idyllique. S'enfermer dans une vision nostalgique de soi, c'est se couper de toutes les opportunités de renaissance et de redéploiement. Le syndrome du rétroviseur nous conduit à revivre et à recréer en permanence notre passé, nous amenant à croire à tort que nous sommes toujours la personne que nous étions. **En nous référant aux limites de notre passé, nous empêchons notre potentiel actuel de s'exprimer, car nous filtrons chacun de nos choix en fonction des limites fixées par nos expériences passées.** Donc, une bonne fois pour toutes, acceptons que le passé ne soit pas égal à l'avenir. Le passé ne peut plus être changé. Laissez-le là où il est. Il fait partie de votre histoire mais il ne vous définit pas à 100 %. En d'autres termes, vous ne vous résumez pas à votre passé.

De plus, notre mémoire fonctionne comme une vigie, elle se donne un rôle de garde-fou. Elle cherche à nous protéger et à nous préserver. Grande alliée de notre mental, elle a tendance à nous maintenir dans notre zone de confort et à freiner nos envies d'inconnu par crainte de l'échec et de l'inconfort. Si nous sommes trop à son écoute, nous nous enfermons dans notre passé, nous le perpétuons dans l'espoir que tout reste « comme avant », ce qui nous ferme toute opportunité de changement, de nouveautés, d'air. Chercher à répliquer son passé, c'est résister au mouvement de la vie, c'est refuser d'aller vers l'avant et c'est un processus créateur de souffrances émotionnelles importantes. Le résultat est que nous nous retrouvons prisonniers d'une situation dont nous ne savons plus très bien comment sortir, comment nous libérer.

> *« Le passé ne peut plus être changé. Laissez-le là où il est. »*

Je vous donne un exemple personnel. Quand j'ai été licenciée, à 52 ans, de l'agence de pub dans laquelle je travaillais, je n'avais aucune idée de comment rebondir. Je savais que le marché du travail était difficile pour les 50+ et en même temps, j'aimais mon job et je n'avais pas envie de faire autre chose. Alors, pour commencer, j'ai cherché à retrouver un boulot équivalent et, assez rapidement, je me suis rendu compte qu'il n'existait plus pour moi, ce job. **Personne ne répondait aux CV que j'envoyais. Pas parce que je manquais de compétences, juste à cause de mon âge.** J'ai compris, au bout de quelques semaines, que je n'avais aucun moyen de faire changer le marché du travail. Ma seule option était d'accepter que « je ne peux pas changer le fonctionnement du marché du travail » *versus* « je résiste et je fais tout pour que la situation soit différente ». Accepter, lâcher prise, m'a libérée et permis de réfléchir à comment rebondir, à libérer mon énergie pour la concentrer sur l'après *versus* revenir à l'avant, arrêter de souffrir.

NE VOUS FIXEZ PAS DE LIMITES INUTILES

Ne laissez pas les croyances limitantes des autres contraindre votre potentiel et étouffer le sentiment de ce qui vous semble possible. Les cellules de notre corps se renouvellent en permanence. **Accompagnons ce mouvement et intégrons que nous pouvons nous réinventer à n'importe quel âge de notre vie.** Certes, une réinvention demande du temps, de l'énergie, de l'endurance. Elle ne se fait pas en un claquement de doigts. Mais lorsque nous laissons les autres nous imposer un modèle, nous finissons par changer, par ne plus agir comme nous l'entendons. Nous créons nos propres limites à partir de nos peurs, de nos doutes, de nos frustrations, de nos déceptions, de notre culpabilité, de nos inquiétudes..., toutes ces émotions négatives qui nous empêchent de voir et de verbaliser nos capacités qui sont illimitées. Nous ignorons ce que nous ne connaissons pas. Si nous passons l'essentiel de notre énergie à nous brider par peur de l'inconnu et de l'inconfort qu'il peut générer, nous nous autolimitons, nous nous restreignons. Nous nous enfermons dans un moule.

L'autre option est de choisir d'être libre. Quand vous décidez de mériter tous vos souhaits, que vous êtes disposé et conscient de l'effort à fournir pour les obtenir et que vous croyez activement en vos capacités illimitées, vous créez l'énergie nécessaire pour améliorer votre existence et ne pas vous sentir limité par l'âge. **Vous vous savez alors capable de n'importe quoi, car c'est vous qui dictez ce que vous pouvez ou ne pouvez pas faire et non votre passé, vos parents, la société.** Je suis convaincue que nous sommes responsables de nous-même, chacun et chacune à notre rythme.

LE TEMPS EST UN MOUVEMENT TRANSFORMATEUR

Lutter contre l'âge, le refuser, c'est chercher à ce que rien ne change. C'est impossible et source de grandes frustrations. **Accepter l'âge, c'est décider d'en faire un allié, une source de liberté et de joie.** C'est s'autoriser à prendre de la distance avec l'extérieur, avec la façon dont la société perçoit l'âge pour aller vers son intériorité, c'est-à-dire la manière dont on vit son âge, dont on le ressent.

Quand nous nous concentrons sur ce qui nous manque en nous comparant à un idéal, nous créons de la frustration, en ce sens où nous pouvons uniquement modifier nos actes dans le présent. Le passé est figé et seul notre avenir est malléable. Quand nous acceptons le passé de manière inconditionnelle, nous faisons disparaître le ressentiment, les regrets, la colère, la culpabilité..., toutes les émotions négatives en fait générées par notre résistance au mouvement du temps.

“

Ne rêvez pas
d’une vie parfaite,
REGARDEZ
ce qui est parfait
dans la vôtre
AUJOURD’HUI.

”

Pourquoi avons-nous peur de vieillir ?

L'âge fait partie de la vie et, plus on avance en âge, plus on perçoit sa finitude et, surtout, plus on subit de plein fouet le poids de certains archétypes bien ancrés dans notre inconscient collectif. Et si on prenait le temps, ensemble, de les remettre en question ?

ARCHÉTYPE N° 1 LA PSEUDO-OBSOLESCENCE PROGRAMMÉE DES FEMMES

Celui-là a la vie dure et c'est certainement un de ceux que nous redoutons le plus et qui est le plus difficile à faire voler en éclats. Il repose sur une équation assez sournoise qui tend à poser que le corps en bonne santé d'une femme est le corps en capacité reproductive.

Qu'entend-on derrière cette équation ? Qu'avec l'arrivée de la ménopause et l'arrêt des règles, le corps de la femme n'est plus en bonne santé et donc plus désirable, car la mauvaise santé suscite peu le désir. Discours pernicieux s'il en est, car fondé sur un mensonge : la ménopause n'est pas une maladie et le corps de la femme ne se dégrade pas ; il s'adapte à une nouvelle donne hormonale comme il a l'habitude de le faire depuis l'adolescence.

Tout, dans le discours dominant autour de l'horloge biologique des femmes et les injonctions perpétuelles autour de la maternité, enferme le corps de la femme dans la reproduction comme si être femme passait obligatoirement par être mère. Cette assimilation et réduction du féminin à la maternité est dangereuse car elle réduit l'être femme et le féminin à une monodimension, à une dimension biologique. À l'arrivée de la ménopause, si ce qui vous définit est la capacité à être mère, alors l'arrêt des règles peut être vécu de façon difficile. On peut se sentir exclue de la sphère des « vraies » femmes, celles qui peuvent être mères et qui sont désirables ayant un corps en bonne santé car apte à la reproduction.

Comprenez que **cette équation de départ est une construction sociale. Elle ne s'appuie sur aucun socle solide, sur aucune réalité. Être une femme et être mère sont deux choses différentes et l'une n'inclut pas l'autre ni ne l'induit.** Confondre les deux engendre beaucoup de souffrances. Certaines femmes ont du mal à s'autoriser à ne pas être mères car la pression sociale est super forte autour de la maternité obligatoire. La norme maternelle est un poids qui entrave et qui instrumentalise la vie des femmes en posant la maternité comme le passage obligé du féminin.

Je n'ai jamais eu envie d'avoir d'enfant et je considère que c'est ma liberté de décider de ce que je fais de mon corps. Pour autant, je me sens tout à fait femme. Mais que n'ai-je pas entendu entre 30 et 40 ans ? La fameuse horloge biologique était de presque toutes les conversations. Je trouve ce terme effrayant. Il signifie pour moi une sorte d'obligation à la maternité. Non, en fait, chaque femme doit pouvoir faire les choix qui lui semblent bons pour elle sans avoir à céder aux pressions extérieures.

Les hommes n'ont, à ma connaissance, jamais à subir la pression du temps car ils peuvent procréer (presque) sans limite d'âge. Cette pression autour de la maternité est une discrimination qui a de nombreuses conséquences, notamment dans la sphère professionnelle.

À partir du moment où vous ne construisez pas votre féminin autour de la maternité, l'arrêt des règles à la ménopause n'est pas vécu comme une catastrophe mais plutôt comme une bonne nouvelle. Franchement, pensez-vous que ça vous manquera vraiment, les règles ?

C'est plutôt leur signification qui vous pèse en raison de l'importance symbolique associée aux règles. Quand une jeune fille a ses règles pour la première fois, en général, elles s'accompagnent d'un « tu es une femme maintenant ». En creux, certaines intègrent l'idée que « le jour où je ne les ai plus, je ne suis plus une vraie femme ».

Cet archétype est probablement le plus important à déconstruire en raison des effets dévastateurs qu'il peut avoir sur la confiance en soi, en sa séduction, en son être femme à la ménopause.

⟫ La hantise de la péremption

Être exclue du club des « vraies femmes », celles qui plaisent, sont jeunes, actives, séduisantes... Je l'entends souvent dans nos conversations et échanges autour de la ménopause. C'est une sensation déstabilisante qui s'accompagne de la peur des portes qui se ferment, des univers qui se rétrécissent. Cette peur ne repose sur aucune vérité scientifique. La seule chose qui s'arrête à la ménopause, ce sont les règles. On reste UNE FEMME À TEMPS PLEIN. Certes, dans notre société judéo-chrétienne, la sexualité est associée à la reproduction. Donc la ménopause signifiant l'arrêt de la reproduction, de façon transitive, les femmes intègrent une sortie parallèle de la sexualité. Ce qui est faux, car même sans règles, le corps reste désirant, la libido est là, elle ne s'éteint pas avec l'âge. C'est elle, cette force vitale, qui nous donne envie de nous réinventer et de soulever des montagnes. Le désir ne s'évanouit pas avec la disparition des règles. Il est temps de nous affranchir de ces préjugés qui ont la vie dure.

ARCHÉTYPE N° 2 LES TABOUS ET LES IDÉES FAUSSES SUR LA MÉNOPAUSE

Ah ! la ménopause : vaste sujet que j'ai amplement développé dans mon précédent livre *Belle & bien dans son âge !*. On ne va pas se mentir : la ménopause, et surtout la périménopause, ce n'est pas toujours (voire jamais) super drôle. Toutefois, ce n'est pas une maladie, mais bien un phénomène physiologique naturel : votre corps ne fait que s'ajuster à une nouvelle donne hormonale. Inutile de la dramatiser comme on a tendance à le faire aujourd'hui. Non seulement cela ne nous aide pas à passer ce cap, mais en plus cela nous empêche de mettre en place des solutions qui marchent (car oui, elles existent !), et de trouver un nouvel équilibre. Cela peut prendre un peu de temps, mais ce n'est pas en niant ce qu'il se passe que l'on y arrive. Bien au contraire !

Prendre en main son âge, c'est aussi prendre en main cette période de la vie au plus tôt, dès la périménopause (cette période qui survient juste avant la ménopause : si vous n'en avez jamais entendu parler, c'est normal, moi non plus je ne connaissais pas ce mot avant d'y être personnellement confrontée). Car oui, plus tôt on adopte une hygiène de vie adéquate, plus vite on arrive à gérer les effets collatéraux de cette période de vie. Plus vite on atteint notre équilibre métabolique, moins on subit de déséquilibres en chaîne. Le grand enseignement que j'ai tiré de mon expérience, c'est que la ménopause et la périménopause se préparent, s'anticipent. Exactement comme certaines femmes calculent le bon moment pour une grossesse dans leur carrière. On est mieux armée pour réagir quand on a préparé le terrain. Mon conseil : dès 45 ans, commencez à interroger votre mode de vie, vos habitudes alimentaires et sportives ; écoutez votre corps, regardez-le avec bienveillance et commencez à vraiment en prendre soin, à adopter une démarche proactive vis-à-vis de votre santé.

La bonne nouvelle, c'est qu'il existe plein d'outils et de techniques pour apporter une réponse adéquate aux différents symptômes associés à la ménopause. Cela fera d'ailleurs l'objet d'un module entier spécifique. Eh oui, il est possible de bien vivre cette période incontournable !

LES 4 INFOS ESSENTIELLES À RETENIR SUR LA MÉNOPAUSE

1 **La ménopause n'est pas un marqueur de vieillissement.** Contrairement à la façon dont elle est décrite par les ouvrages médicaux, elle n'est pas une régression du corps, ni une déficience ou une dégénérescence, et pas davantage une maladie. C'est un phénomène biologique naturel : le corps ne se dégrade pas, il change, il s'adapte comme il a l'habitude de le faire depuis la puberté en passant par les grossesses. Au sens strict du terme, la ménopause est la fin des cycles menstruels. À la naissance, les ovaires disposent d'un stock défini de follicules contenant des ovules. À la puberté, le signal de départ du mécanisme d'ovulation est lancé, et quand le stock de follicules est épuisé, c'est la ménopause. Pas plus compliqué que ça (à l'exception bien sûr des cas plus délicats comme les ménopauses précoces) !

2 **La ménopause n'arrive pas d'un seul coup.** Elle est précédée d'une période plus ou moins longue entre 45 et 55 ans, où les cycles se dérèglent, entraînant une série d'effets secondaires plus ou moins présents. C'est souvent pendant cette période de préménopause que les troubles, signes connexes de la ménopause, sont les plus importants (bouffées de chaleur, sautes d'humeur, irritabilité, perturbation du sommeil...). La raison en est le déséquilibre entre œstrogènes et progestérone qui s'installe. Les variations hormonales sont imprévisibles et nos ovaires nous font alors passer de périodes de carence en œstrogènes à un dérèglement de la sécrétion de la progestérone. Les premiers symptômes apparaissent en général vers 47 ans, avec un âge moyen de la ménopause à 51 ans. Entre 50 et 54 ans, 80 % des femmes sont ménopausées, chacune à sa manière, tellement nous vivons différemment les symptômes collatéraux de cet ajustement hormonal.

3 **Pour passer le cap, il faut prendre à bras-le-corps notre fonctionnement physique et émotionnel.** Il s'agit ici d'acquérir de l'autonomie côté santé et de devenir des expertes de nous-mêmes, afin d'éviter de subir notre corps, nos émotions et notre mental. C'est décider de nous placer AUX COMMANDES DE NOUS-MÊMES grâce à la compréhension de ce qui se passe à l'intérieur de nous, et de ce dont notre corps a besoin pour retrouver son équilibre. Ça veut aussi dire que l'on ne confie pas de manière aveugle son corps aux médecins. Plus on se place dans une démarche active et proactive envers sa santé, plus on est en contrôle de soi et à même de décider quelles options sont bonnes pour soi. Les médecins sont des partenaires de santé, ils ne sont pas magiciens.

4 **La ménopause est aussi une période de fragilité.** Reconnaissons-le avec bienveillance et compassion. Notre métabolisme a besoin d'un temps d'adaptation. Notre mental aussi. Cette fragilité qui pointe le bout de son nez est une chance, une opportunité pour fendre sa carapace et pourquoi pas passer à autre chose, se renouveler.

»» Le rôle des œstrogènes dans la chaîne de commande hormonale

Les œstrogènes, dites « hormones féminines », sont des hormones naturellement sécrétées par le corps. Elles sont majoritairement produites par les ovaires, les glandes surrénales, les glandes mammaires ou encore les tissus adipeux (c'est la raison pour laquelle le surpoids et le TSM – traitement substitutif de la ménopause – ne font pas bon ménage). Les œstrogènes agissent bien au-delà de notre appareil génital. Ils ont ainsi une influence sur :

- la solidité des os. Ils les aident à se régénérer en stimulant les cellules chargées de produire de l'os « neuf » et en freinant les cellules chargées de la dégradation osseuse. Ce sont donc des hormones qui agissent contre l'ostéoporose ;

»»

- le centre de l'humeur, d'où l'apparition possible de tristesse, fatigue ou irritabilité quand ils baissent. Les œstrogènes sont super tonifiants. Ils boostent la mémoire et aident à voir la vie en rose, car ils ont une action sur la production de sérotonine, l'hormone du bien-être et de la sérénité ;
- la qualité de la peau. Ils stimulent la fabrication de collagène, d'élastine et d'acide hyaluronique, les armatures naturelles de notre derme, rendant notre peau plus ferme, plus souple, plus dense, plus lisse et lumineuse ;
- la qualité et la densité de la chevelure. Le cycle du cheveu est régulé par les œstrogènes et la progestérone. Ces deux hormones favorisent la pousse de cheveux de qualité. Dès que leur taux baisse, les androgènes (hormones dites « masculines ») vont prendre le relais auprès des follicules pileux, qui vont accélérer le cycle de vie des cheveux. Cette accélération anormale impose aux follicules pileux et aux racines une cadence de production infernale. Résultat, ils fabriquent des cheveux de plus en plus fins et courts ;
- la répartition des graisses dans le corps. C'est la partie la plus importante à comprendre, car elle va vous aider à piloter votre poids et à conserver votre corps comme vous l'aimez, sans déformation ni altération. Les œstrogènes sont à l'origine de la répartition « féminine » des graisses dans le bas du corps (cuisses et hanches). Leur baisse entraîne une migration des graisses vers l'abdomen et l'apparition de graisse ventrale avec, à la clé, une augmentation du risque de certaines maladies (cardio-vasculaires, diabète, cancer du sein…). Cette migration de la graisse peut être accentuée par la baisse de la masse maigre (les muscles). La pratique d'une activité physique quotidienne permet de contrecarrer le ralentissement naturel du métabolisme et de continuer à fabriquer du muscle, gros consommateur de graisses.

ARCHÉTYPE N° 3 LE CORPS CHANGE (PAS FORCÉMENT EN MOINS BIEN)

Oui, en prenant de l'âge, notre corps change, évolue, mais est-ce forcément en moins bien ? Nous avons tellement peu de représentations de corps à tous les âges de la vie que nous manquons de repères. Cherchez la représentation du corps des femmes de 40, 50 ou 60 ans. Difficile à trouver quand on sort des cinq mêmes actrices ou femmes connues qui font la couverture des magazines (une fois par an !). La norme la plus courante dans les médias féminins, c'est le corps jeune, svelte, mince. Comme si le temps qui passe, l'âge, ne pouvaient se représenter, que c'était un sujet intime, intérieur. C'est sous-estimer l'importance des « *role models* », des femmes qui servent d'exemple à leur communauté. Résultat : sans image de référence, comment se projeter dans l'âge sereinement ? Sans peur ? Pour déconstruire les représentations archétypales sur l'âge des femmes, le dédramatiser, nous avons besoin de montrer la réalité des femmes à tous les âges.

Avec le temps, notre corps change, oui, mais il ne devient pas forcément moins beau, moins désirable ou malade. Non, on ne grossit pas forcément au fil des années si l'on intègre le plus tôt possible une bonne hygiène de vie à la fois alimentaire et en termes d'activité physique.

Moi je me sens beaucoup mieux dans ma peau aujourd'hui qu'à 30 ans. J'ai 58 ans et le corps dont j'ai envie depuis mes 18 ans. Est-ce le fruit du hasard ? Non, j'ai travaillé pour obtenir ce résultat. Surtout, après des années de régimes tous plus inutiles les uns que les autres, j'ai cherché à comprendre comment fonctionnait mon corps, de quoi il avait besoin pour être au mieux de sa forme. Je me suis donné le temps de cet apprentissage. Je me suis donné le temps de me REPROGRAMMER. Je sais donc que c'est non seulement possible, mais que nous pouvons toutes et tous le faire, à notre rythme.

INTERROGER LE REGARD QUE NOUS PORTONS SUR NOTRE CORPS

Nous avons toutes une image idéalisée de ce que nous sommes. Un rêve de corps en général peu accessible qui est le fruit d'années de sédimentations et d'accumulations d'images idéales et virtuelles de nous-mêmes. Les jambes d'unetelle, les cheveux de telle autre, le galbe des fesses d'une troisième et les yeux d'une quatrième. Cette image est source de grandes frustrations et d'insatisfactions chroniques. Elle nous pousse à faire des régimes improbables, à croire un peu n'importe quoi, nous laissant au final encore plus insatisfaites et malheureuses. **Ce « moi idéal » est notre talon d'Achille, notre boîte à fabrique de complexes.** Plus vite nous le comprenons, plus vite nous pouvons travailler dessus pour nous en libérer et nous aimer enfin ! Car oui, l'objectif de la réconciliation avec soi est de s'aimer, d'apprendre à être sa meilleure amie.

FAIRE CORPS AVEC SON CORPS, L'ACCEPTER, L'AIMER

Comprendre, aider et aimer son corps, FAIRE ÉQUIPE AVEC LUI, collaborer avec lui, et ce le plus tôt possible, c'est la clé pour prendre son âge en main, sans se sentir limitée. La seule chose qui nous limite vraiment, ce sont nos pensées limitantes qui nous enferment dans une perception et une vision erronées de nous-mêmes. Notre corps est une véritable machine de guerre : il connaît ses véritables besoins. Il s'agit juste de l'écouter et de lui faire confiance.

Nous sommes notre corps. Que cela nous plaise ou non, c'est une réalité. Il est notre meilleur allié de vie, celui qui nous permet de sentir, ressentir, faire, voir, écouter, goûter..., celui qui nous permet de mener à bien nos projets de profiter des bons moments, d'apprécier les belles rencontres. Notre corps, c'est nous, notre identité, notre incarnation.

ARRÊTER DE SE REGARDER PAR MORCEAUX

Je crois que c'est vraiment une activité exclusivement féminine, celle de se regarder et de s'analyser par morceaux. Ça vous parle, je suis sûre ! Cette activité qui consiste à chercher et à trouver forcément nos défauts imaginaires. Rien ne fonctionne jamais vraiment à ce petit jeu-là. Des jambes pas assez comme ça, des fesses et des seins trop ou pas assez quelque chose... À ce jeu, nous sommes des championnes toutes catégories, sachant que personne ne nous regarde jamais comme ça à l'exception de nous-mêmes. En fait, nous nous fabriquons des miroirs déformants et nous regardons tout à travers eux, créant et entretenant au passage nos pensées limitantes qui vont nous empêcher de profiter de beaucoup de bons moments. Et si vous décidiez de lâcher prise et de commencer à porter sur vous-même un regard bienveillant et amical ?

FUIR LA PERFECTION

Elle est notre pire ennemie. Elle nous amène à nous juger en permanence et crée de l'insatisfaction, de la culpabilité et de la honte. À force de chercher à être parfaites, nous avons le sentiment d'échouer et, à la longue, nous perdons notre confiance en nous et notre estime de soi. Nous nous autopersuadons que nous ne sommes « pas assez ». Nous refusons nos fragilités que nous assimilons à tort à de la faiblesse. Nous sommes faillibles. Plus vite nous l'acceptons, plus vite nous arrêtons de nous sentir coupables pour un oui ou pour un non.

PORTER DE L'ATTENTION À SON CORPS

C'est notre partenaire de vie le plus précieux. Prenons-en soin et développons avec lui une relation de douceur, d'empathie, à chaque âge de la vie. Plus vous vous regarderez avec douceur et affection, plus vous serez à son écoute, plus vous comprendrez les besoins de votre corps. Acceptez vos nouvelles fragilités, vos nouvelles vulnérabilités, vos nouveaux repères corporels. Acceptez-les pour faire de votre corps votre meilleur compagnon de route. Inutile d'entrer en conflit avec lui, cela ne fera que rendre plus difficiles les ajustements dus aux bouleversements hormonaux quels qu'ils soient (grossesse, ménopause).

Certains matins, nous pouvons avoir l'impression que nos vêtements rétrécissent plus rapidement au lavage, que nos muscles ont tendance à se ramollir, que notre énergie n'est pas au top... Plutôt que d'entrer en guerre contre notre corps et en colère vis-à-vis de nous, je vous propose d'adopter la douceur, la gentillesse et l'humour.

> ***« Accueillons nos nouveaux repères corporels avec sollicitude et empathie. »***

Commençons par nous regarder dans le miroir sans nous scruter ni chercher le défaut. Observons-nous telles que nous sommes avec lucidité et affection. Portons de l'attention à ce corps qui nous accompagne fidèlement et qui ne mérite ni colère ni amertume. Qu'est-ce que nous aimons ? Qu'est-ce qui nous gêne ? Que souhaitons-nous changer ? Qu'est-ce qui paraît réaliste ?

— Perdre du poids ? C'est possible à condition de se fixer un objectif réaliste et atteignable et d'être prête à faire des efforts sur le long terme, à savoir adopter une hygiène de vie vertueuse en adaptant son alimentation et son activité physique.

— Effacer certaines rides et retrouver une peau plus ferme, un ovale mieux dessiné ? Là aussi c'est possible, en adoptant les bons protocoles de soins et en mettant en œuvre une prévention active : pas de soleil sans SPF (*Sun Protection Factor*), arrêt du tabac et du sucre et consommation modérée d'alcool.

— Retrouver de l'énergie et de l'optimisme ? C'est possible en travaillant sur soi pour apprivoiser ses émotions, ses vulnérabilités et fragilités.

En revanche, débarrassez-vous le plus vite possible des souhaits irréalistes créateurs de frustrations du type :

— choisir un poids très bas jamais atteint auparavant. Le corps a une mémoire qui bloque notre poids à des paliers qu'il connaît par peur de la famine ;

— s'imaginer avec des centimètres en plus ou avec une chevelure de lionne que vous n'avez jamais eue ;

— chercher à effacer ses rides sans avoir recours à la médecine ou à la chirurgie esthétique. Les crèmes miracles n'existent pas. Elles peuvent améliorer la qualité de la peau mais pas repasser, lisser les traits ;

— essayer à tout prix de rester identique, de ne pas bouger. C'est l'assurance de reculer tellement le temps est un flux continu qui nous demande de nous adapter.

ARCHÉTYPE N° 4 LA TRANSITION DU MILIEU DE VIE

Ce moment semé de doutes où tout devient un peu confus, où on se sent déstabilisée, remise en question. Ce moment arrive souvent aux alentours de la cinquantaine. Ces fameux 50 ans qui apparaissent comme un tournant, un moment de bascule où l'on a le sentiment que rien ne sera plus comme avant. On se sent plus fragile, plus vulnérable et remplie de questionnements et d'inquiétudes.

Cinquante ans, oui, c'est un cap, une zone de turbulences plus ou moins fortes et plus ou moins agréables, mais ce n'est LA FIN DE RIEN, si ce n'est des faux-semblants et des pensées limitantes qui nous ont beaucoup accompagnées jusque-là. Comme l'écrit le docteur Christophe Fauré dans *Maintenant ou jamais ! La transition du milieu de vie*[1], c'est « une nouvelle étape de notre développement en tant qu'être humain. Comme toutes les étapes de notre vie, elle nous affecte du point de vue physique, psychologique, relationnel et spirituel. Nous pouvons la traverser avec conscience, pragmatisme et intelligence comme nous pouvons nous y perdre et y errer pendant longtemps ».

> ***« Accepter le questionnement et les remises en cause. »***

Cinquante ans, c'est une étape, avec des franchissements intimes et professionnels. C'est un pivot qui nous amène à de nombreuses remises en question. On ne peut pas s'empêcher de faire un bilan, ou plutôt un point d'étape. Qu'est-ce que j'ai accompli ? De quoi je suis fière ? Quels sont mes regrets ? Mes désirs ? Mes envies ? Mes manques ? Mes questions ? Mes doutes ? Ça tourbillonne dans nos têtes et c'est normal. Nous nous sentons déstabilisés et un peu vulnérables, moins sûrs de

1. Albin Michel, 2011.

nous, assaillis de questions et de doutes, surtout si tous nos mondes, personnel et professionnel, se mettent à bouger en même temps, ce qui est souvent le cas.

La seule solution est d'accepter tout ce remue-ménage. Surtout ne pas nous crisper sur le passé que nous aurons tendance à glorifier ou survaloriser par crainte de l'inconnu, de ce que nous ne connaissons pas. Ces questionnements sont positifs à terme, car ils vous permettront de mieux définir, cerner, construire les chapitres suivants.

Il n'y a pas d'âge pour…

… PRENDRE LE TEMPS DE TRAVAILLER SUR SOI

À tout moment de sa vie, on peut mettre à jour voire faire un *reset* de ses logiciels personnels et professionnels. C'est le moment de mettre sur la table tous les sujets petits ou grands que l'on a eu tendance à glisser sous le tapis par confort, manque de temps ou refus de l'inconnu. S'accorder le temps du travail sur soi quelle que soit la méthode choisie pour apprendre à gérer ses émotions et ne plus se sentir dépassé par elles. Travailler sur soi, descendre tel le spéléologue dans les arcanes de ses ombres, les mettre en lumière pour les apprivoiser et les démystifier. **Travailler sur soi pour apprendre à naviguer sur les vagues de sa vie.** J'ai conscience que c'est une décision engageante qui peut effrayer au départ. Mais le résultat peut être tellement libérateur et apaisant. C'est, j'en suis convaincue, le meilleur cadeau que l'on puisse s'offrir.

… SAISIR L'OPPORTUNITÉ DE S'ALIGNER AVEC QUI L'ON A ENVIE D'ÊTRE ET LÀ OÙ L'ON VEUT ALLER

Si l'on cherche à qualifier ce que représente prendre de l'âge, c'est l'idée qu'il n'y a plus de temps à perdre, que le temps est précieux et que l'on doit en chérir précieusement chaque instant. C'est aussi prendre conscience que c'est le moment de se faire plaisir à soi-même en premier, de ne plus faire passer les autres avant soi (famille, enfants, conjointe ou conjoint, amis…).

Faire de soi sa priorité n° 1 pour se donner l'opportunité de rencontrer la personne que l'on a envie d'être *versus* celle qui a été façonnée par l'extérieur et ses attentes. Assez d'être un bon petit soldat répondant aux désirs qui ont été projetés sur nous par nos parents, notre éducation, notre milieu social !… Le temps est venu de laisser à la personne que l'on a envie de devenir l'opportunité de se réaliser, d'éclore.

… PRENDRE POSSESSION DE SON ÂGE

L'âge, s'il est subi comme un fardeau, un poids, empêche d'aller de l'avant, devient une limite. Parler de soi au passé, c'est s'enfermer progressivement dans une version nostalgique de soi, c'est chercher à perpétuer le passé et, chemin faisant, fermer les univers des possibles. C'est oublier que **l'âge est un mouvement transformateur perpétuel. Il ouvre et ne ferme pas, il agrandit l'espace de jeu du soi**. Alors que l'âgisme tend à faire de l'âge une boîte qui enferme, limite et rétrécit.

Je refuse d'être réduite à mon âge, qui n'est qu'un indicateur parmi d'autres. Prendre possession de son âge, c'est décider de l'habiter, de vivre dans son âge comme on vit dans sa maison. Ça dit le fait de bien l'occuper, de l'entretenir, d'en prendre soin, de le posséder et surtout de l'aimer. Prendre possession de son âge, c'est un nouveau logiciel à engrammer dans nos cellules. C'est un message puissant qui dit son alignement intérieur, sa présence à soi, à son corps et sa volonté de coopérer avec soi-même.

“

Avoir la CURIOSITÉ du **MONDE !**

”

… DÉCIDER DU REGARD QUE L'ON VA PORTER SUR L'ÂGE

Il est capital, ce regard, en ce sens qu'il conditionne notre rapport à l'âge et la façon de vivre les situations. Si notre regard est trop dépendant de l'extérieur, de ces fameux « autres » auxquels nous nous comparons et qui projettent sur nous leurs propres limites que nous faisons nôtres, alors les « autres » deviennent les étalons de mesure de ce que nous pensons de nous-mêmes. Quand nous arrêtons de nous comparer aux autres, nous nous autorisons à arrêter de nous juger, de nous évaluer par rapport aux autres.

Moi, je considère l'âge comme une chance, et je le regarde ainsi car je préfère mille fois être vivante qu'être jeune. Cessons de confondre les deux. L'âge est un cadeau et non un fardeau. L'âge nous donne la liberté de vivre pleinement affranchis de nos devoirs, de nos pudeurs, des logiques de démonstration et de preuves de notre valeur…

… PRIVILÉGIER LES RÉCITS ALTERNATIFS POSITIFS SUR L'ÂGE ET S'ENTOURER D'ICÔNES INSPIRANTES

L'âge est un fait social que nous bâtissons ensemble. Il est avant tout une perception, celle que me renvoie l'autre dans le regard qu'il porte sur moi. À nous de décider collectivement de mettre à mal les préjugés et les archétypes à propos de l'âge des femmes (davantage stigmatisé que celui des hommes), à nous de refuser l'âgisme et sa cohorte d'associations négatives.

Je mesure déjà le chemin que nous avons parcouru ensemble, notamment pour dénoncer l'invisibilisation des femmes de 50 ans et plus dans le monde professionnel, médiatique, artistique… Même si le chemin est encore long, les premiers effets se font sentir. Tous les angles pour mettre à mal l'âgisme sont bons. Que cela soit celui du droit aux cheveux blancs (merci à Sophie Fontanel), du droit à la représentation des corps de femmes mûres (merci à Caroline Ida), du droit de se vêtir selon son bon plaisir (merci à Nathalie Garçon), du droit à la beauté longue durée avec ou sans médecine esthétique… **L'âge a de moins en moins le pouvoir de nous définir tout simplement parce que nous avons le contrôle de notre âge biologique.** Nous avons besoin de femmes inspirantes qui osent se mettre en scène et parler ouvertement de l'âge sans tabous ni préjugés. Des femmes comme vous et moi, des femmes « normales » qui vivent dans « la vraie vie ».

… POUR TENIR TÊTE AUX NORMES…

… et à tous ceux et celles qui nous disent ce que nous ne pouvons plus ou pas faire, en fonction de notre âge. Affranchissons-nous des « il faut que… », « on ne doit plus, on ne peut plus… ». Osons tout ce qui nous fait envie, plaisir. Autorisons-nous à dire à voix haute **« j'ai envie de… »**.

… POUR OUBLIER SA « GÉNÉRATION » ET LUI PRÉFÉRER SA « COMMUNAUTÉ ÉMOTIONNELLE »

Nous ne sommes pas définis par notre âge : il est juste un indicateur chronologique qui nous situe dans un espace-temps, rien de plus. L'âge ne détermine en rien nos pensées, actions, envies, désirs, capacités, potentiels… Je refuse de me laisser enfermer dans une boîte toute prête avec son cortège d'archétypes associés : ni silver, ni seniors, ni quinquas ou je ne sais quoi encore ! Je revendique juste d'être moi-même et je me l'autorise sans demander aucune permission.

Mes 4 best of pour être bien dans mon âge

1. Je m'affranchis du regard des autres.
2. Je fais (enfin !) ce que je veux.
3. J'apprends à dire non.
4. Je m'entoure de personnes d'âges très différents, je mélange les générations.

CHAPITRE

N° 2

QU'EST-CE QUI FAIT VIEILLIR LE CORPS ?

Pourquoi vieillissons-nous ? Comment vieillissons-nous ? Sommes-nous programmés pour vieillir ? Est-ce un processus naturel et inéluctable ? Peut-on contrôler son âge biologique et donc le vieillissement de son corps ? Comment devenir le meilleur partenaire de son corps ?

Les 10 ennemis à combattre

ENNEMI N° 1 L'OXYDATION

L'oxydation est assurément l'une des premières causes du vieillissement de notre corps. Pour fonctionner, notre corps a besoin d'énergie, qui est produite à l'intérieur de nos cellules par les mitochondries, véritables centrales électriques cellulaires. Chemin faisant, elles produisent aussi des radicaux libres qui assurent le nettoyage de l'organisme en éliminant les cellules anciennes ou défectueuses. Ces molécules participent aux mécanismes de défense en luttant contre les bactéries et les virus qui peuvent nous affecter. C'est ainsi que nos globules blancs, acteurs majeurs du système immunitaire, déclenchent des attaques radicalaires contre les virus et les bactéries.

Si les radicaux libres sont indispensables au bon fonctionnement de notre corps, ils peuvent également être nuisibles s'ils sont fabriqués en trop grande quantité. Ils provoquent alors une détérioration des cellules : ils abîment les lipides et les membranes de ces dernières, et altèrent la communication entre elles. Cela peut aussi créer des lésions au niveau de l'ADN des cellules et donc de leur patrimoine génétique. Résultat : les cellules travaillent moins bien ensemble, d'où l'apparition d'un vieillissement prématuré.

Notre corps a la réponse pour neutraliser un excès de radicaux libres : ce sont les antioxydants, qui sont notre système de protection interne et dont le rôle est de bloquer les réactions d'oxydation générées par les radicaux libres. Il s'instaure dans l'organisme un équilibre entre le nombre d'attaques radicalaires déclenchées et la quantité de défenses antioxydantes disponibles pour les neutraliser. Les antioxydants représentent notre ligne de défense contre les radicaux libres, l'oxydation et le processus de glycation. Ils sont indispensables à la protection des membranes des cellules, à la protection des graisses contre l'oxydation et à la protection des artères contre l'athérosclérose.

Quand l'équilibre radicaux libres/antioxydants est rompu, le corps est débordé. C'est le stress oxydatif. Une situation où les radicaux libres sont en trop grand nombre et altèrent toutes les molécules se trouvant sur leur passage sans différencier les éléments dangereux comme les virus et les bactéries des molécules normales et saines. Ce débordement de radicaux libres, ce stress oxydatif, est mauvais pour la santé car les radicaux libres en excès endommagent durablement nos mitochondries qui produisent de moins en moins d'énergie et de plus en plus de radicaux libres. À la longue, le stress oxydatif accélère le vieillissement de l'organisme en privant nos cellules de l'énergie dont elles ont besoin pour fonctionner correctement. Le stress oxydatif, c'est la victoire des radicaux libres sur nos défenses antioxydantes.

Qu'est-ce qui provoque les excès de radicaux libres et le stress oxydatif ?

— Le soleil.

— La pollution.

— Le tabac.

— L'alimentation déséquilibrée et trop riche en viandes rouges, en graisses saturées de la nourriture industrielle, en sucres raffinés...

— Le stress et l'anxiété.

Quelles sont nos défenses antioxydantes ? Principalement des vitamines et des oligoéléments, dont les chefs de file sont :

— **la vitamine A :** elle joue un rôle important dans la santé des cellules, le renouvellement du tissu de la peau, sur la vision, et elle protège des agressions extérieures comme le soleil. Elle est essentielle à la croissance et contribue au bon fonctionnement du système immunitaire. On la trouve principalement dans les foies d'animaux et les abats. Certains aliments contiennent également un précurseur de la vitamine A, la provitamine A ou bêtacarotène, qui nécessite une transformation par l'organisme pour pouvoir être utilisé : patate douce, carotte, épinard, abricot..., mais aussi œufs et beurre ;

— **la vitamine C :** c'est le premier piégeur de radicaux libres. Elle renforce les défenses immunitaires et augmente la production d'anticorps. Très abondante dans la peau, elle permet de reconstituer le

collagène et d'aider à la cicatrisation. Elle favorise l'absorption du fer et intervient dans le processus de détoxification du corps en éliminant les métaux lourds et toxiques pour l'organisme. C'est la plus fragile des vitamines car elle est détruite par la chaleur, l'air, la lumière. On la trouve principalement dans le poivron rouge, les fruits exotiques (goyave, papaye, kiwi...), les agrumes, les choux, les fruits rouges... ;
— **la vitamine E :** antioxydant puissant, elle combat les radicaux libres et elle participe à la protection des membranes cellulaires, à commencer par celles de la peau. Elle contribue ainsi à ralentir le vieillissement cutané. Elle protège aussi les globules rouges contre les substances oxydantes. On la trouve dans l'alimentation et principalement dans les aliments gras comme les amandes, les avocats, les noisettes, les noix, ainsi que dans le poisson et le germe de blé ;
— **le resvératrol :** polyphénol aux puissants pouvoirs anti-inflammatoires naturels, il neutralise les métaux pro-oxydants comme le fer et le cuivre. Le resvératrol est un des plus puissants stimulants connus du gène Sirtuine 1 (un des gènes de la longévité), coordinateur des opérations vitales de maintenance, appelées « hormèse », qui, durant la nuit, répare nos gènes, élimine les protéines pathogènes, multiplie nos mitochondries, nous défend contre les agents infectieux et l'inflammation. On le trouve principalement dans les baies rouges (mûres, cassis, framboises...), le raisin ainsi que le vin rouge (à boire avec modération) ;
— **la coenzyme Q10 :** cet antioxydant aux effets spectaculaires contre les radicaux libres accroît l'énergie mise à la disposition des neurones et réduit les fuites radicalaires corrosives protégeant ainsi les cellules. On la trouve principalement dans les viandes, les poissons, certaines huiles végétales (colza, soja...), les cacahuètes, les graines de sésame... ;
— **le sélénium :** c'est un oligoélément antioxydant qui joue un rôle clé dans plusieurs fonctions de protection de l'organisme, en particulier dans la lutte contre le stress oxydatif. Il est principalement stocké dans l'organisme au niveau des muscles et du foie. Il s'oppose à la dégénérescence cellulaire et participe aux mécanismes de défense immunitaire et aux réactions anti-inflammatoires de

l'organisme. Il protège notre organisme contre le vieillissement cellulaire prématuré, favorise la beauté des cheveux et des ongles, renforce le système immunitaire, nettoie l'organisme des métaux lourds, régule le rythme cardiaque. On le trouve dans les noix du Brésil, les poissons, les viandes, les œufs, le lait, les fromages et les céréales complètes ;

— **le zinc :** cet oligoélément essentiel protège contre le vieillissement cellulaire, maintient la qualité de la peau, des cheveux et des ongles. Il stimule les défenses immunitaires, améliore la cicatrisation et participe à la fabrication du collagène, protéine qui participe à l'élasticité de la peau et lutte contre son relâchement. Présent en faible quantité dans notre corps, nous ne pouvons pas le fabriquer et il est apporté par l'alimentation et notamment par les viandes rouges et blanches, les abats, les graines, les noix, les céréales, les fruits de mer. Il renforce l'action du sélénium dans la défense contre les radicaux libres.

ENNEMI N° 2 L'INFLAMMATION

L'inflammation accélère le vieillissement de notre organisme. On ne vieillit pas tous et toutes à la même vitesse car nos organismes ne sont pas soumis à la même intensité de stress oxydatif, d'inflammation et de pollution.

À l'origine, l'inflammation est un mécanisme de défense indispensable de l'organisme qui lui permet de lutter contre les agressions extérieures telles que les virus, les toxines et les bactéries. C'est également un processus de réparation et de guérison après une blessure. L'inflammation est le bouclier protecteur de l'organisme. Sauf que parfois, ce mécanisme de défense de l'organisme peut se retourner contre lui. Le propre de cette inflammation-là est qu'elle est silencieuse, indolore et qu'elle s'installe sans signaux extérieurs. Elle devient chronique et est à l'origine d'un certain nombre de maladies dégénératives (cardio-vasculaires, cancers, diabète, Alzheimer...), d'un vieillissement accéléré, d'une surcharge pondérale.

L'inflammation chronique a plusieurs sources :

— une alimentation pro-inflammatoire. Certains aliments déclenchent la cascade de l'inflammation. Ce sont les sucres à index glycémique (pouvoir sucrant de l'aliment) élevé, les graisses saturées d'origine animale (notamment la viande rouge), les acides gras trans que l'on trouve dans tous les produits industriels raffinés ;

— un stress oxydatif important, c'est-à-dire une production excessive de radicaux libres à l'origine de l'accélération du vieillissement cellulaire ;

— la dysbiose intestinale, un déséquilibre important de la flore intestinale où l'équilibre entre bonnes et mauvaises bactéries est rompu. C'est la porte d'entrée de l'inflammation chronique, des MICI (maladies inflammatoires chroniques de l'intestin) et des maladies auto-immunes. Une flore déséquilibrée agresse la paroi digestive, ce qui favorise le passage des protéines altérées dans le sang, entraînant une diffusion de l'inflammation par les voies sanguines aux autres organes dont le cerveau. C'est le syndrome de l'intestin poreux ou de l'hyperperméabilité intestinale. L'inflammation se propage à partir du tube digestif vers les autres organes *via* la circulation sanguine ;

— un déficit en vitamines ou en minéraux :

• en vitamines A, C, E, les trois vitamines antioxydantes,

• en vitamine K, présente dans les légumes verts à feuilles (brocoli, choux, épinards, cresson, laitue...), les huiles de colza et d'olive,

• en vitamine D, que l'on trouve dans les poissons gras,

• en zinc, un antioxydant puissant que l'on trouve dans les huîtres, les céréales complètes, les produits laitiers,

• en sélénium, antioxydant. Il permet aux vitamines C et E de se régénérer. C'est l'un des meilleurs défenseurs de l'organisme contre l'inflammation. On le trouve dans les poissons, les fruits de mer, les oléagineux et les céréales complètes,

• en magnésium. Il est antistress, antiallergique et anti-inflammatoire. On le trouve dans les oléagineux, le chocolat, la figue sèche, la banane, l'abricot sec, les légumes verts, les lentilles, les algues, le poisson ;

— un excès de fer et de cuivre catalyseurs d'oxydation (ils sont très présents dans les viandes rouges par exemple) ;
— un déficit en oméga-3 dont l'effet anti-inflammatoire est important, en particulier l'EPA et le DHA. Ils ont deux origines : végétale et marine. On les trouve dans les huiles de lin, de noix, de colza, de germes de blé, d'olive, dans les noix et les graines de sésame, dans l'orge et le germe de blé, dans le pourpier et les épinards ;
— un déficit en graisses mono-insaturées, les oméga-9, qui jouent un rôle dans la prévention cardio-vasculaire en diminuant l'oxydation du cholestérol LDL à l'origine de la plaque d'athérome. Ils diminuent le risque cardio-vasculaire ;
— une alimentation trop pauvre en végétaux riches en fibres, en antioxydants et en polyphénols (huile d'olive, curcuma, betteraves, baies et fruits rouges, thé vert...).

Pour éviter l'inflammation chronique, il y a donc un choix à faire entre :
— une alimentation pro-inflammatoire riche en protéines animales, en produits ultratransformés industriels, en graisses saturées, trans et oméga-6, en sucres rapides, sel et additifs ;
— et une alimentation anti-inflammatoire riche en végétaux, fibres, antioxydants, acides gras oméga-3, magnésium et polyphénols.

Pour votre santé et votre longévité, le choix est vite fait !

ENNEMI N° 3 LE SUCRE

Le sucre est l'ennemi absolu de la santé, de la silhouette, de la peau et de la longévité ! J'ai conscience qu'il s'agit peut-être pour vous d'une mauvaise nouvelle, tant le sucre est présent dans notre alimentation moderne. Mais il est important de prendre conscience que ses effets sont particulièrement délétères.

IL EST MAUVAIS POUR LA PEAU À TOUT ÂGE

Chez les plus jeunes, il favorise l'acné et les imperfections. Plus tard, il détériore les fibres de soutien de la peau qui cassent laissant apparaître les rides. Il active un processus chimique naturel mais terrible pour notre peau : la glycation. En clair, les molécules de glucose présentes dans le sang en excès caramélisent, entraînant dans le derme une rigidification voire une rupture des fibres de collagène et d'élastine qui assurent le maintien cutané. Résultat, une perte de souplesse de la peau qui se casse, favorisant l'apparition des rides et d'une coloration un peu jaune de la peau. Je ne le redirai jamais assez : le meilleur traitement antirides est le régime sans sucre.

> ***« Le meilleur traitement antirides est le régime sans sucre. »***

IL DÉSÉQUILIBRE LA FLORE INTESTINALE, LIEU DE NOTRE IMMUNITÉ

Il peut ainsi augmenter significativement la proportion de certains champignons dans notre microbiote intestinal. Pour être précise, les *Candida albicans*, champignons microscopiques qui vivent à l'état de levure dans notre flore intestinale, adorent le sucre, qui favorise son expansion. Résultat : des mycoses, des candidoses, des hypersensibilités alimentaires et des problèmes ORL. À terme, le sucre crée des dysbioses qui sont la porte d'entrée de l'inflammation chronique et, entre autres, des MICI (maladies chroniques de l'intestin irritable).

IL FAIT PRENDRE DU GRAS

Quand on mange du sucre, notre glycémie (taux de sucre dans le sang) s'élève. Pour faire revenir ce taux à la normale, le pancréas sécrète de l'insuline, dont le rôle est d'orienter le sucre vers les muscles, où il va être brûlé… à condition d'avoir une bonne masse musculaire. Le sucre en excès va également être stocké au niveau du foie et des cellules adipeuses. À la clé, une prise de masse grasse.

ZOOM SUR...

L'INSULINE

Fabriquée par le pancréas, l'insuline assure l'équilibre du taux de sucre dans le sang (la fameuse glycémie). Elle permet aux sucres circulant dans le sang de pénétrer dans les cellules, dont il est la principale source d'énergie. Une fois que la cellule a récupéré l'énergie dont elle a besoin, si du sucre en excédent continue de circuler dans le sang, l'insuline va le stocker sous forme de graisses (les triglycérides) dans les adipocytes. Et nous les connaissons bien, ces fameuses cellules qui absorbent et localisent les graisses, gonflant et enflant comme des ballons : ce sont elles qui sont à l'origine de la cellulite. Plus le taux de sucre circulant dans le sang est élevé, plus l'insuline est élevée, plus les cellules développent des résistances à l'action de l'insuline. Résultat : le sucre reste dans le sang au lieu de pénétrer dans la cellule. Le sucre en excès va être stocké sous forme de gras dans le tissu adipeux.

Mais ce n'est pas tout, l'insuline va aussi empêcher le corps de brûler les graisses. Elle peut donc limiter la perte de poids. À terme, au-delà de disgracieux amas de graisse, cela peut vous amener au diabète.

Ce qui déséquilibre l'insuline :

- une alimentation trop riche en sucres ;
- la nourriture industrielle ultratransformée pleine de sucres raffinés et cachés (également présents aussi dans les aliments salés, par exemple le jambon sous vide) ;
- les farines blanches raffinées ;
- les aliments à index glycémique élevé ;
- les boissons sucrées de tous types, y compris les jus de fruits, véritables bombes de sucres, surtout si vous les achetez tout faits.

Le sucre raffiné favorise le stockage des graisses, augmente la prise de poids et freine la perte de poids. C'est la triple peine assurée, surtout à partir de 40 ans quand notre métabolisme de base commence à ralentir, et à partir de 45 ans quand la préménopause s'installe.

À partir de 45 ans, le corps subit en effet un double phénomène :

— le métabolisme de base (MDB), c'est-à-dire le nombre de calories brûlées au repos, diminue. Résultat : les dépenses énergétiques sont moindres ;

— la ménopause, quant à elle, favorise la diminution de la masse musculaire au profit de la masse grasse qui a une prédilection pour l'abdomen. La répartition des graisses se modifie, privilégiant l'abdomen.

Résultat : une prise de poids, avec stockage de la graisse généralement autour de la taille, d'environ 2 à 2,5 kg. S'il n'existe aucun régime miracle, certains réflexes alimentaires simples permettent de limiter la prise de poids. Parmi eux, l'élimination totale du sucre. Souvent, vous me dites : « Impossible, je suis un bec sucré. » Le « impossible » est faux. Notre corps n'a pas besoin de sucres raffinés. Le sucre est une substance addictive. Quand on décide de l'arrêter, on doit se mettre dans une position de sevrage comme pour le tabac ou l'alcool. On doit s'accorder du temps pour éliminer le sucre et ne pas essayer de le faire du jour au lendemain. Je vous conseille de le supprimer par palier – on commence par enlever le dessert à la fin du repas, le sucre de son café, puis on passe aux farines blanches que l'on remplace par des farines semi-complètes. Quant au petit déjeuner, on essaye une version salée sans confiture, ni jus de fruits, ni viennoiserie, mais avec du pain noir ou complet, du fromage frais de chèvre ou de brebis, des œufs, du jambon... bref, tout ce qui est sans sucre raffiné. Au bout de quelques semaines, vous vous sentirez vraiment mieux, moins fatigué, avec quelques kilos en moins.

ZOOM SUR...

LE MÉTABOLISME DE BASE

Le métabolisme de base correspond à l'activité minimale nécessaire à notre organisme pour vivre. Dans la pratique, le MDB est associé à la quantité d'énergie que nous dépensons au repos, à jeun à température normale pour assurer nos fonctions vitales : fonctionnement des organes, maintien de la température corporelle, renouvellement des cellules, activité musculaire...

Ce mécanisme joue donc un rôle essentiel dans la gestion de notre énergie et de nos besoins énergétiques. C'est grâce à lui que nous brûlons nos calories. Plus notre MDB est élevé, moins on stocke de réserves. Car, vous l'aurez compris, lorsque le nombre de calories absorbées par l'alimentation est supérieur à la valeur du MDB, il y a stockage du surplus sous forme de graisses.

Le MDB représente 60 à 75 % de nos dépenses énergétiques. Avec l'âge, il baisse d'environ 2 % tous les dix ans à partir de 40 ans. Mais la bonne nouvelle est qu'il peut être stimulé, boosté par le mouvement et l'activité physique. Je vous parlerai longuement du mouvement dans le module « Les essentiels » tant c'est un facteur clé de notre longévité active et en bonne santé.

Il est possible de connaître son métabolisme de base grâce à une balance impédancemètre c'est-à-dire une balance qui mesure votre composition corporelle complète (graisse corporelle, graisse viscérale, indice de masse corporelle, masse corporelle et métabolisme au repos). Ce type de balance est un outil de pilotage de son métabolisme. Ces différents indicateurs vous évitent des régimes dont vous n'avez pas besoin, vous avertissent en cas d'anomalies notamment au niveau de la graisse viscérale. Bref, c'est un super bon investissement.

IL PEUT MENER AU DIABÈTE DE TYPE 2… ET À DE NOMBREUX AUTRES PROBLÈMES DE SANTÉ

Surpoids, consommation de produits industriels ultratransformés, riches en sucres rapides, graisses saturées, sels, additifs, déséquilibre de la flore intestinale, sédentarité, pollution, génèrent une inflammation « à bas bruit » qui endommage les récepteurs d'insuline chargés de faire entrer le glucose dans le sang. Les récepteurs deviennent sourds. Pour éviter l'hyperglycémie, une montée dangereuse de sucre dans le sang, le pancréas doit sécréter de plus en plus d'insuline.

Or l'insuline est une hormone qui fait entrer les graisses sous forme de triglycérides dans le tissu adipeux avec pour résultat d'aggraver le surpoids et d'accélérer l'évolution vers le diabète. L'insuline accélère la vitesse globale du vieillissement et est un promoteur de tumeurs.

Malgré l'élévation de l'insuline, le sucre entre de moins en moins bien dans les cellules, y compris les neurones. Le taux de sucre augmente dans le sang. Début du diabète. Le sucre en excès dans le sang se colle à toute protéine rencontrée et en réduit l'efficacité, allant jusqu'à paralyser progressivement l'ensemble des fonctions, notamment la production d'énergie, les défenses anti-infectieuses. **L'inflammation et le stress oxydatif s'élèvent, la vitesse du vieillissement s'accroît, les risques de maladies cardio-vasculaires et de maladies dégénératives augmentent.**

Maîtriser la sécrétion d'insuline est la façon la plus efficace d'éviter le stockage de la graisse, l'obésité et le diabète de la maturité, responsable de complications qui compromettent l'espérance de vie. L'excès d'insuline, sécrétée à la suite d'une consommation excessive de calories et de sucres, entrave le mécanisme de fonte des graisses qui doivent être brûlées dans les mitochondries et transformées en énergie. Conséquences : nous gardons un excès de poids et de graisses et nous avons moins d'énergie.

IL EST ADDICTIF, TELLE UNE DROGUE

Plus on consomme de sucre, plus le pancréas travaille, faisant descendre la glycémie parfois brutalement. D'où une hypoglycémie responsable de fringales qui poussent à reprendre du sucre. C'est un véritable cercle vicieux ! Par ailleurs, l'ingestion de sucre entraîne un sentiment de bien-être, et cela s'explique chimiquement. Lorsque le pancréas sécrète de l'insuline pour faire pénétrer le sucre dans les cellules, **il favorise également la pénétration du L-tryptophane au niveau du cerveau. Cet acide aminé s'y change en sérotonine, un neurotransmetteur qui crée une sensation de bien-être.** Dit de façon plus simple, quand on a une baisse de moral ou un coup de stress, l'organisme tente de nous aider à remonter la pente en fabriquant de la sérotonine. Et pour ça, il a besoin de sucre. D'où notre envie d'en prendre pour se faire du bien. Cela explique en partie pourquoi, à la ménopause, les femmes sont plus souvent sujettes aux comportements alimentaires compulsifs. Sous l'effet de la fatigue, le plus souvent due aux nuits perturbées par les bouffées de chaleur et les insomnies, le stress s'installe de façon plus ou moins durable. La nourriture, et en particulier le sucre, peut alors se transformer en réconfort.

ZOOM SUR...

LA SÉROTONINE

Directement liée au système nerveux central, la sérotonine, aussi appelée « hormone de la bonne humeur », est l'hormone qui régule nos comportements. Quand elle est produite en trop faible quantité, elle provoque des troubles du sommeil, de l'humeur, de la régulation de la température corporelle, de la sexualité, de l'alimentation... Elle joue aussi un rôle sur l'activité intestinale, la respiration et le système cardio-vasculaire (rythme cardiaque). La sérotonine est fabriquée à 90 % dans l'intestin. Elle est produite sous l'influence du microbiote intestinal. Elle agit sur les terminaisons nerveuses qui relient l'intestin au cerveau.

Comment booster sa sérotonine ?

- Par l'alimentation, en privilégiant les aliments riches en tryptophane (un précurseur de la mélatonine) : tomates, riz complet, légumineuses, soja, œufs et produits laitiers, poissons, banane, amandes, noix, quinoa, céréales.
- Par l'activité physique.
- Par la méditation qui fait baisser le taux de cortisol.

ALORS QUE FAIRE ?

Il est d'abord important de savoir que **tous les sucres ne se valent pas**. Il est en effet important de faire la différence entre :

— les glucides simples dits « sucres rapides » comme le sucre « pur » et tous les produits sucrés (bonbons, confitures, viennoiseries, pâtisseries...), qui ne sont pas indispensables à notre équilibre nutritionnel ;

— et les glucides complexes dits « sucres lents ou complexes » à savoir le pain, les céréales, les pommes de terre, dont notre organisme a besoin.

Les plus nocifs sont les sucres rapides à index glycémique (IG) élevé car ils augmentent le taux de sucre dans le sang, favorisent le stockage des graisses et les comportements compulsifs. Privilégiez les céréales, le pain, les pâtes et le riz semi-complet ou complet car leurs IG sont plus bas. Leurs fibres contribuent à la satiété, favorisent le transit et sont antioxydantes. Elles ont aussi, en plus, un effet anti-inflammatoire. Vous pouvez également consommer sans problème des fruits car ils regorgent de fibres qui sont importantes pour notre équilibre nutritionnel et le fonctionnement de notre système digestif.

»» 7 astuces pour manger moins de sucre

- Je bannis le sucre ajouté dans mes boissons chaudes et mes laitages. Pour leur apporter un petit goût sucré, je peux miser sur la cannelle ou la vanille.
- J'élimine toutes les boissons sucrées (sodas, jus de fruits...). Je les remplace par de la limonade maison (eau plate ou pétillante + jus de citron, sans sucre ajouté), de l'eau aromatisée avec des feuilles de menthe, des infusions froides...
- Je dis non aux bonbons, confiseries, caramels... En revanche, je m'autorise un petit carré de chocolat de temps en temps, en privilégiant le chocolat noir à + de 70 %.
- J'élimine tous les aliments à IG élevé : farine blanche, pain blanc, pâtes blanches, riz blanc... Je préfère les versions complètes : farine complète ou semi-complète, pâtes et riz complets ou semi-complets...
- Je remplace la confiture par une purée de fruits maison sans sucre ajouté (c'est très facile à préparer, il suffit de faire cuire des fruits).
- Je limite les produits industriels, souvent très riches en sucre, y compris les produits salés (soupes industrielles, chips, plats préparés...).
- Je fuis les aliments estampillés « *light* » chargés en aspartame.
- J'oublie les viennoiseries, gâteaux, barres énergétiques, ...

ENNEMI N° 4 LE DÉSÉQUILIBRE ACIDO-BASIQUE

Le corps humain, son sang et tous les milieux liquides ont un pH (potentiel hydrogène) mesurable. Lorsque ce pH est égal à 7, il est neutre : ni acide, ni alcalin. Inférieur à 7, il est acide, et supérieur à 7, il est alcalin ou basique.

Notre organisme est programmé pour vivre dans une parfaite balance acido-basique. Et c'est le pH qui en donne la juste mesure. Les tests du pH urinaires, disponibles en pharmacie, sont un bon moyen de mesure. Pour réaliser ce test, il faut mesurer ses urines au long de la journée à heures fixes pendant plusieurs jours. Vous pouvez aussi faire doser vos urines de 24 heures dans un laboratoire.

En règle générale, notre chimie interne veille à maintenir cette précieuse moyenne. Les reins et les poumons éliminent le surplus d'acides. Mais il suffit parfois de repas trop sucrés, trop salés ou trop protéinés, d'un coup de stress ou d'un manque de sommeil pour que la machine déraille et que l'acidité reste piégée dans les tissus. L'accumulation, au fil des années, de différents acides finit par affecter le sang et l'activité cellulaire. L'organisme doit puiser dans ses réserves de calcium et de magnésium pour absorber l'acidité sanguine, ce qu'il ne réussit plus à faire au bout d'un certain temps. Conséquence : avec l'âge, la masse osseuse diminue, et on finit par souffrir d'ostéoporose. Par ailleurs, plus il y a d'acidité dans le corps, moins il y a d'oxygène dans les cellules. L'acidose chronique peut entraîner d'autres problèmes comme l'hypertension, la perte de tissu musculaire et les perturbations du sommeil.

LE BON RATIO DANS L'ASSIETTE

Notre premier levier d'action pour rétablir l'équilibre, c'est notre alimentation. L'idée, c'est de limiter tous les aliments qui produisent des résidus acides lors de leur dégradation dans l'organisme (à ne pas confondre avec les aliments au goût acide comme le citron ou la groseille qui, eux, peuvent avoir une action alcalinisante). Sont concernés :

- les viandes ;
- les poissons ;

— les fromages, surtout lorsqu'ils sont un peu forts ;
— les œufs ;
— les oléagineux (sauf les amandes) ;
— les huiles d'arachide et de noix ;
— le café, le thé, le cacao ;
— le vin ;
— le sucre raffiné ;
— les céréales, même complètes et sous n'importe quelle forme ;
— et bien sûr tous les aliments industriels : boissons, biscuits ou plats préparés.

En parallèle, on contrebalance avec suffisamment d'aliments alcalinisants ou basiques :
— les légumes verts, crus ou cuits ;
— les légumes colorés (sauf la tomate) ;
— le lait et la crème ;
— la banane ;
— les amandes ;
— les fruits secs, sauf l'abricot.

Le bon ratio, c'est 35 % d'aliments acides pour 65 % d'aliments alcalins.

L'IMPORTANCE DE LA RESPIRATION

Le stress est également un facteur d'acidification de l'organisme. À vivre sous pression, notre corps se détraque, produit des toxines, dérègle les fonctions essentielles que sont la digestion et l'élimination. Et plus on stresse, plus on s'acidifie. Alors on calme le jeu en s'offrant régulièrement des pauses, et on respire : une bonne respiration permet de réguler le pH de son organisme car elle élimine les acides produits par notre métabolisme énergétique et apportés par notre alimentation.

ENNEMI N° 5 LE MANQUE DE SOMMEIL

Ne pas dormir suffisamment, ou dormir mal, est une cause de vieillissement. En effet, c'est pendant la nuit, quand on dort, que notre organisme, notre peau et même notre cerveau se réparent et se régénèrent. Prendre soin de son sommeil, c'est donc un geste de santé et de longévité incontournable ! Or on a un peu trop souvent tendance à le négliger...

LE SOMMEIL, UN PROCESSUS DE MAINTENANCE NATURELLE

Dormir, ce n'est pas seulement se reposer. C'est un moment crucial qui permet à l'organisme de remettre ses compteurs à zéro. À ce titre, le sommeil fait partie de notre hygiène de vie. Pendant notre sommeil, l'organisme met en place ses mécanismes d'élimination-réparation des tissus, il est programmé pour s'autorégénérer, s'autoréparer. Quand on dort, toute une série de processus biochimiques et physiologiques se met en marche. Ils servent à réparer les « dommages » causés aux cellules et à l'organisme par nos activités normales de la journée. C'est tout notre processus de maintenance et de survie (hormèse) qui s'active :

– multiplication des mitochondries, les centrales énergétiques de nos cellules ;
– activation de nos défenses anti-infectieuses, antitoxiques et anti-inflammatoires ;
– réparation des gènes ;
– digestion des protéines endommagées (autophagie) cruciale pour le maintien d'un organisme sain.

Ces réparations physiques surviennent surtout pendant les phases de sommeil lent profond. C'est la raison pour laquelle après un exercice physique intense, ainsi que pendant la grossesse, la croissance et la puberté, la durée de sommeil lent profond tend à s'allonger.

C'est aussi pendant la nuit que notre peau se répare : la division cellulaire de l'épiderme atteint son apogée à 1 heure du matin. Le renouvellement des os se produit aussi majoritairement pendant le sommeil. Et diverses hormones contribuent à enclencher la réparation des tissus et la formation des muscles. De plus, la période de sommeil lent contribue à l'élimination des toxines des systèmes respiratoire, cardio-vasculaire et glandulaire.

Un temps de sommeil suffisant est donc très important (et trop souvent négligé) pour aider le corps à se détoxifier, à se régénérer en profondeur et pour être en forme.

⟫ Le sommeil décrypté

Une nuit de sommeil se compose généralement de quatre ou cinq cycles relativement semblables de 1 h 30 à 2 heures chacun. Chaque cycle comprend une période de sommeil lent (qui passe graduellement de léger à profond) suivie d'une période de sommeil paradoxal, où les rêves sont omniprésents.

Le sommeil lent. Il contribue surtout à la régénération du corps physique et du système immunitaire. L'activité du cerveau est alors faible et les ondes cérébrales ralentissent, mais le tonus musculaire est conservé. Chaque période de sommeil lent dure en moyenne entre 1 h 10 et 1 h 40, et comporte quatre stades :

- **stade 1 :** l'endormissement (transition entre la veille et le sommeil), qui dure de 5 à 10 minutes. Les pensées dérivent. On semble voguer entre la conscience et l'inconscience, comme « dans la lune ». On demeure sensible aux stimulations extérieures. La respiration, la tension artérielle et le rythme cardiaque ralentissent ;
- **stade 2 :** le sommeil lent léger. Le sommeil est bien installé. On est moins sensible aux stimuli extérieurs. Les mouvements oculaires cessent, les muscles se relâchent et le corps bouge très peu. Environ la moitié de la nuit se déroule en stade 2 ;

⟫

- **stades 3 et 4 :** le sommeil lent profond et très profond. Ce sont les stades les plus reposants. Les ondes cérébrales sont à leur plus lent, les rythmes cardiaque et respiratoire diminuent encore et deviennent presque parfaitement réguliers. La personne est alors particulièrement difficile à réveiller. Ces stades surviennent surtout au début de la nuit et représentent environ 25 % du temps de sommeil chez les jeunes adultes, mais seulement de 5 à 10 % chez les personnes de plus de 60 ans.

Le sommeil paradoxal. On le nomme ainsi parce que, pendant cette période, les muscles sont complètement relâchés – comme s'ils étaient paralysés – tandis que l'activité cérébrale devient aussi forte qu'en état de veille. Les rêves sont alors intenses et actifs et souvent chargés de symboles complexes, même si l'on ne s'en souvient pas toujours. Le sommeil paradoxal a surtout un effet sur le bien-être psychologique et émotif et il contribue au processus de mémorisation. L'ensemble des périodes de sommeil paradoxal occupe en tout entre 20 et 25 % de la nuit. Les périodes s'allongent à mesure que la nuit progresse. La première peut ne durer qu'une quinzaine de minutes tandis que la dernière, qui survient souvent juste avant le réveil, peut durer jusqu'à une heure. Pendant le sommeil paradoxal, la respiration est irrégulière et le rythme cardiaque s'accélère.

ÉVACUER LE STRESS ET RÉGÉNÉRER LE CERVEAU

Notre cerveau a besoin de sommeil car pendant que le corps se repose, le cerveau fait le tri des informations engrangées pendant la journée. C'est un processus important qui libère de la place pour les informations du lendemain.

La nuit, c'est aussi un moment privilégié pour reposer et nettoyer notre cerveau. C'est le moment où nous intégrons les expériences émotionnelles vécues pendant la journée et que nous les trions. Certaines iront dans notre mémoire, tandis que d'autres seront effacées. Le sommeil agit comme la soupape du cerveau pour identifier, trier et évacuer le trop-plein émotionnel. Quand nous dormons, les scientifiques ont observé que l'activité du cerveau dans les zones correspondant aux contrôles des émotions, à la prise de décision et à la socialisation, est réduite au minimum. Leur hypothèse est que cela permet au cerveau de se reposer du stress quotidien, nous permettant ainsi d'être plus efficaces dans la journée.

Par ailleurs, le sommeil participe à l'entretien du cerveau en restaurant physiquement les liaisons entre les cellules nerveuses, usées par les activités d'éveil. Des recherches récentes indiquent aussi que le sommeil serait indispensable à la plasticité du cerveau. Cette plasticité permet au cerveau de modifier, de façon permanente, sa structure, donc ses capacités, en fonction des stimuli externes et du bagage génétique de l'organisme.

Le sommeil paradoxal permettrait littéralement au cerveau de prendre forme et de se régénérer. Pas étonnant qu'il soit si prépondérant avant et après la naissance, pour ensuite diminuer avec l'âge. Le pourcentage de sommeil paradoxal passe en effet de 50 % à la 36e semaine de vie fœtale pour se stabiliser à environ 20 % autour de l'âge de 5 ans.

»» C'est la nuit que l'on mémorise tout ce que l'on a appris la journée

Il est désormais clairement établi que le sommeil, particulièrement le sommeil paradoxal, facilite la consolidation des nouveaux apprentissages, aide à la résolution de problèmes et favorise la mémorisation. C'est un peu comme si les apprentissages de la journée étaient transférés au « disque rigide » du cerveau et emmagasinés pour de bon pendant le sommeil.

Le sommeil est le moment privilégié pour que les choses nouvellement apprises soient récupérées, réorganisées et transférées dans la mémoire à long terme. Des chercheurs ont d'ailleurs démontré que l'insomnie est associée à une moins bonne mémoire à long terme des faits et des événements. Enfin, dormir servirait à faire le tri entre l'information importante qui doit être gardée en mémoire et celle qui peut être mise de côté.

S'IMMUNISER ET GRANDIR

Pendant que l'on dort, nos défenses immunitaires s'activent et se régénèrent. Des études ont démontré que le manque de sommeil rend plus vulnérable aux infections, pas seulement à cause de la fatigue générale, mais également parce que le système immunitaire est directement touché. Le sommeil exerce un rôle de régulateur et de réparateur car nos défenses immunitaires se façonnent quand nous dormons. Le sommeil met en veilleuse l'adrénaline, hormone qui empêche l'action des cellules T, dans la lutte contre certaines infections. Les cellules T jouent un rôle essentiel dans la réponse immunitaire. Lorsqu'elles reconnaissent une cible, une cellule infectée par un virus, elles activent des intégrines (récepteurs d'adhésion cellulaire) qui leur permettent de se fixer à la cellule malade et éventuellement de la tuer. C'est à l'étape de l'activation de l'intégrine que le sommeil est crucial. Des chercheurs allemands de l'université de Tübingen ont montré que bien dormir nous aide à accroître l'efficacité de certaines cellules de notre système immunitaire en les aidant à se fixer sur les cellules cibles à éliminer. Selon eux, trois heures sans sommeil suffisent à réduire de manière significative les capacités des cellules T à nous défendre contre les agressions.

Que faire en cas de troubles du sommeil ?

Si vous rencontrez des problèmes de sommeil, que ce soient des réveils nocturnes, des insomnies ou de la fatigue le matin au réveil (signe d'un sommeil trop léger et pas réparateur), ne laissez pas cet état s'installer.

Vous pouvez dans un premier temps faire un bilan de votre stress (son intensité, sa fréquence) et essayer des traitements par les plantes, préférables aux somnifères en première intention, notamment la valériane. Consultez un naturopathe ou un homéopathe, ne vous automédicamentez pas dans votre coin, car ce qui a marché pour vos copains ne sera pas forcément adapté à votre situation. Il existe de multiples formules de compléments alimentaires pour aider à retrouver un sommeil de qualité. N'oubliez pas que la mélatonine, cette hormone du sommeil, a tendance à diminuer avec l'âge et que sa fabrication est liée aux vitamines du groupe B.

ZOOM SUR…

LA MÉLATONINE, L'HORMONE DU SOMMEIL

Cette hormone produite naturellement par l'organisme facilite l'endormissement et favorise des rythmes de sommeil réguliers. Avec l'âge, la production de mélatonine tend à diminuer, ce qui peut expliquer la perte de sommeil de qualité chez certaines personnes à partir de 55 ans. La mélatonine est fabriquée à partir de la lumière. En effet, pendant la journée, les cellules de la rétine de l'œil stimulées par la lumière du jour fabriquent de la mélatonine dont nous avons besoin pour nous endormir. Le taux de mélatonine décroît à partir de 2 heures du matin. Le relais est pris par le cortisol, qui va stimuler le réveil matinal et qui est à son plus haut niveau entre 7 heures et 8 heures du matin.

Comment booster la mélatonine ?

- En sortant le plus longtemps possible à la lumière du jour.
- En éteignant les écrans à partir de 22 heures pour se protéger de la lumière bleue qui empêche la production de mélatonine.
- En mangeant des fruits secs (noix et amandes), des graines de courge, des fruits comme la banane et le raisin.
- En faisant le plein de vitamines B3, B6 et B9 que l'on trouve dans le saumon, le thon, la dinde, les œufs, le foie… Sans oublier le magnésium et le zinc.

ENNEMI N° 6 LE STRESS ET LE DÉRÈGLEMENT DU CORTISOL

On entend tout et son contraire sur le stress et, surtout, il est cuisiné à tellement de sauces différentes que l'on a parfois l'impression que tout est ramené au stress et que cela ne veut pas dire grand-chose. Ce qui rend sa définition et donc sa reconnaissance délicate, c'est qu'il est extrêmement lié à la perception que nous avons face à une situation donnée.

La définition la plus claire que j'ai trouvée est la suivante : le stress est une réaction au changement ou à des situations que l'on juge menaçantes. Il peut être associé à des expériences positives (mariage, venue d'un enfant, etc.) ou négatives (soucis financiers, perte d'emploi, décès d'un proche, etc.). C'est la perception que l'on a d'une situation qui joue un rôle important dans le déclenchement du stress. En effet, une situation stressante pour une personne peut ne pas l'être pour une autre, et vice versa. Les causes et l'intensité du stress présentent donc une variabilité individuelle forte.

POURQUOI LE STRESS NOUS FAIT VIEILLIR PLUS VITE : LE RÔLE DU CORTISOL

Le cortisol, communément dénommé « hormone du stress », est une hormone régulatrice du métabolisme sécrétée par les glandes surrénales en cas de stress pour permettre au corps de mobiliser les réserves d'énergie (sucre, graisses, protéines) dont il a besoin pour répondre aux agents agresseurs. Son objectif premier est d'aider l'organisme à lutter contre les états inflammatoires produits en état de stress. À l'origine, elle est donc antistress et anti-inflammatoire.

Mais quand le stress s'installe et se prolonge, la production de cortisol se dérègle et entraîne un excès de radicaux libres. Cet excès de radicaux libres aboutit à une altération des parois de nos cellules, de nos protéines jusqu'à notre précieux ADN.

Sous l'effet du stress oxydatif, notre corps se rouille et nos mécanismes de défense se grippent. Résultat : un affaiblissement des défenses immunitaires et de nos réserves en antioxydants, une perte musculaire, une augmentation de la masse grasse (surtout au niveau abdominal), une hausse de la tension. La maîtrise du « stress oxydatif » et de l'excès de radicaux libres est très liée à notre capacité à résister à la maladie et à bien vieillir.

DES CONSÉQUENCES NÉGATIVES TRÈS NOMBREUSES

En permanence et en excès, le stress a des effets très négatifs sur notre santé mentale et physique.

Sur notre santé mentale, le stress a un impact psychologique qui se traduit notamment par :

— de l'irritabilité ou de l'agressivité ;
— un sentiment de perte de contrôle ;
— de l'insomnie ;
— de la fatigue ou de l'épuisement ;
— de la tristesse ou des pleurs ;
— des troubles de la concentration ou de la mémoire...

Un stress persistant peut mener à différents troubles, tels que la dépression, l'anxiété ou l'épuisement professionnel. Une bonne gestion du stress contribue donc à la qualité de vie et à la santé mentale.

Sur notre santé physique, il peut être à l'origine :

— d'une augmentation de la pression artérielle et du risque de maladies cardiaques ;
— de problèmes gastro-intestinaux (diarrhée, brûlures ou ulcères d'estomac, etc.) ;
— de maux de tête, de dos ou de cou, etc. ;
— de dépendances.

Quelles que soient vos convictions par rapport au stress, ne sous-estimez pas ses conséquences sur la santé à moyen et long terme. Il accélère le vieillissement de notre organisme et de notre métabolisme. C'est un danger qui agit souvent à bas bruit, dans la clandestinité. Quand vous vous sentez fatigué, au bout du rouleau, prenez ces signes au sérieux et parlez-en à votre médecin. Ne vous laissez pas consumer par le stress. De nombreux outils existent aujourd'hui pour le domestiquer, le gérer. La méditation, la marche, le sport, le yoga, le Pilates, la nature… La boîte à outils est suffisamment vaste pour que vous trouviez chaussure à votre pied.

FOCUS SUR LE BURN-OUT

Le burn-out devient une maladie de civilisation tant il touche de nombreuses personnes dans des secteurs d'activité très différents. C'est un état de stress prolongé au travail qui se caractérise par un état d'épuisement physique, émotionnel et mental. Il est lié à la dégradation du rapport qu'une personne peut avoir à son travail, causant un stress professionnel chronique. L'épuisement professionnel est donc lié aux conditions de travail : surcharge de travail, pression temporelle, manque de reconnaissance, manque de clarté dans la définition des objectifs et des moyens, insécurité de l'emploi, conflit de valeurs, demandes contradictoires…

Ce stress se caractérise par trois dimensions :

— un épuisement émotionnel ;

— une dépersonnalisation ou du cynisme, avec une insensibilité à l'environnement de travail et une déshumanisation des autres ;

— un sentiment de non-accomplissement et de dépréciation.

Les symptômes sont de quatre ordres : émotionnel, cognitif, comportemental et physique.

— Les symptômes émotionnels :
  - anxiété ;
  - tristesse ou manque d'entrain ;
  - irritabilité, hypersensibilité ;
  - absence d'émotion ;
  - pensées suicidaires, dans les cas les plus graves.

— Les symptômes cognitifs :
- troubles de la mémoire ;
- troubles de l'attention ;
- difficultés de concentration ;
- troubles des fonctions exécutives : penser, s'organiser, apprendre, etc.

— Les symptômes comportementaux ou interpersonnels :
- repli sur soi, isolement social ;
- comportement agressif, parfois violent, diminution de l'empathie ;
- ressentiment et hostilité à l'égard des collaborateurs ;
- troubles du comportement alimentaire, toxicomanie.

— Les symptômes physiques :
- tensions musculaires diffuses, crampes ;
- asthénie (fatigue) ;
- troubles du sommeil et musculo-squelettiques ;
- céphalées (maux de tête) ;
- vertiges ;
- troubles gastro-intestinaux, maux de ventre ;
- infections fréquentes ;
- troubles cutanés.

Un burn-out est à considérer avec attention et sans honte. En clair, ce n'est pas notre faute s'il se produit. Il peut se produire à tout âge. Ne restez pas isolé, ne culpabilisez pas et allez consulter dès les premiers signes votre médecin traitant qui vous prescrira un arrêt de travail, seule façon de mettre de la distance entre soi et l'environnement créateur de cet épuisement. C'est une maladie professionnelle qui n'est pas à prendre à la légère car les dégâts peuvent être importants sur notre santé, notre confiance en soi voire notre estime de soi. Le mauvais réflexe est de se dire je serre les dents, j'encaisse pour éviter d'être mis à l'écart ou stigmatisé. Quand on attend trop, notre corps, fatigué de nous donner des signaux que nous n'entendons pas, est obligé de sortir l'artillerie lourde.

Je vous donne un exemple. Un matin, je n'ai pas pu me lever de mon lit tellement ma tension était basse. Mon corps était épuisé et mon mental à bout. Là, j'ai pris conscience que je ne pouvais plus continuer comme ça. Le médecin a diagnostiqué un burn-out. J'ai mis du temps à remonter la pente et à retrouver mon énergie, mon enthousiasme et ma motivation. Je me suis faite aider pour guérir de mon burn-out. C'est grâce au travail réalisé avec le thérapeute qui m'a prise en charge que j'ai pu reprendre le dessus. Pendant longtemps, je refusais d'en parler, ayant un peu honte. Je me suis rendu compte que nous étions nombreux à en souffrir et que libérer la parole sur ce type de croche-pied de la vie permet d'aider les autres, de ne pas se sentir seul et de rebondir plus facilement, plus rapidement.

ENNEMI N° 7 LA SÉDENTARITÉ

Tous les médecins s'accordent aujourd'hui pour dire que la sédentarité est l'ennemi de notre santé. Elle tue davantage que le tabac. Notre addiction à la chaise est en train de devenir le mal du siècle car il existe une relation inverse entre le niveau de sédentarité et la mortalité générale. Dans la sédentarité, il y a deux éléments à prendre en compte, tout aussi importants l'un que l'autre :

- le temps total passé assis ;
- le temps prolongé en position assise.

Savez-vous que passer plus de 6 heures par jour assis réduit en moyenne l'espérance de vie de 20 % ? Que nous, les femmes, sommes deux fois plus sensibles que les hommes à cet effet. Que le simple fait de réduire chaque jour de 3 heures le temps resté assis augmente l'espérance de vie de 1 an et demi ? C'est la vitesse du vieillissement global qui est accélérée par la sédentarité.

Que se passe-t-il dans notre corps quand nous restons assis trop longtemps ?

“

BOUGER

est un besoin physiologique autant que

S’ALIMENTER

”

Notre organisme se met en mode *off* : il ne brûle plus de sucre. Conséquences : le taux de sucre dans le sang augmente, la pression artérielle monte car les vaisseaux perdent la capacité à s'ouvrir et à se fermer en permanence comme quand on bouge, le cerveau est moins irrigué.

Notre métabolisme est conçu pour l'activité physique, nos muscles sont prévus pour utiliser les nutriments énergétiques nécessaires pour bouger.

En effet, contracter ses muscles permet d'activer un gène qui produit un principe actif destiné à donner un signal aux muscles pour qu'ils multiplient leurs centrales énergétiques, les mitochondries. Ce signal, circulant dans le sang, parvient au cerveau et stimule aussi dans les neurones la multiplication de ces centrales énergétiques fondamentales pour bien fonctionner, créer des connexions, évacuer des protéines pathogènes, se réparer…

Les activités physiques ont des effets antistress et anti-inflammatoires, elles réduisent les risques de surpoids et de diabète et profitent au système cardio-vasculaire, et améliorent la qualité du sommeil pendant laquelle les neurones se réparent.

ENNEMI N° 8 LE SURPOIDS

Le surpoids est redoutable pour notre santé. Il participe à l'accélération du vieillissement des cellules et à l'épuisement de notre métabolisme. Il bouleverse le fonctionnement de la chaîne de commande hormonale, crée des déséquilibres métaboliques pouvant aboutir à des maladies chroniques graves comme le diabète de type 2, les maladies cardio-vasculaires…

Pour le définir, il existe un indicateur facile à calculer et qui fait l'unanimité au sein du corps médical : l'IMC (indice de masse corporelle).

Le calcul est simple : c'est le poids divisé par la taille au carré. Par exemple, si vous pesez 62 kg pour 1,63 m, votre IMC est de 62 ÷ (1,63 × 1,63) = 23,3. Ensuite, il suffit de regarder où vous vous situez sur l'échelle jointe.

— < 18,5 maigreur
— 18,5 à 25 poids normal
— 25 à 30 surpoids
— 30 à 35 obésité modérée
— 35 à 40 obésité sévère
— > 40 obésité massive

Si vous constatez que vous êtes en surpoids, ne le laissez pas s'installer. Il y va de votre santé. Oui au « *body positive* » à partir du moment où vous êtes dans la norme du poids normal. Plus on avance en âge, plus notre métabolisme a tendance à ralentir. Conséquences : notre organisme brûle moins de calories et il est de plus en plus difficile de perdre du poids.

Surpoids, leptine et augmentation de l'appétit : un cercle vicieux

Quand vous avez faim ou que vous vous sentez au contraire rassasié, il y a une hormone aux commandes : la leptine. Cette hormone digestive coupe-faim régule les réserves de graisse dans l'organisme et l'appétit en contrôlant la sensation de satiété, qui nous dit quand arrêter de manger. Produite et sécrétée par les cellules adipeuses, c'est-à-dire par la graisse corporelle, elle informe le cerveau sur le niveau de réserves énergétiques de notre organisme. C'est l'estomac qui la synthétise et la sécrète. Elle intervient dès l'arrivée des aliments dans l'estomac, elle aide à l'absorption intestinale des protéines et se fixe sur l'hypothalamus qui, par la suite, sécrète des peptides anorexigènes, ce qui crée la sensation de satiété. C'est un véritable régulateur de notre alimentation.

Un taux élevé de leptine envoie un message de satiété, ce qui veut dire que notre cerveau croit que vous avez suffisamment mangé. Autrement dit, quand notre cerveau nous dit que notre estomac en a assez, cela veut dire qu'il en a assez. Si le taux est bas, votre cerveau vous fera directement ressentir la faim.

Plus on est en surpoids, plus on a de gras, et comme la leptine est fabriquée par les cellules graisseuses, plus son taux augmente, déclenchant une résistance à son action. Les excès de gras, de sucres de la nourriture industrielle, ont rendu notre cerveau sourd aux signaux de l'hormone de l'appétit. On perd alors la satiété et s'enclenche le cercle vicieux de trop de nourriture trop fréquemment. On mange sans savoir s'arrêter, ce qui entraîne une consommation excessive de nourriture par rapport à l'énergie dépensée par le corps, et on grossit.

ENNEMI N° 9 LA MALBOUFFE ET LES MAUVAISES GRAISSES

La nourriture industrielle est catastrophique pour notre santé, notamment parce qu'elle regorge d'acides gras trans et de graisses saturées dont les effets sont délétères pour notre organisme (elle est aussi souvent très riche en sucres ajoutés et en additifs divers toxiques pour la santé comme les nitrites présents dans la charcuterie).

Graisses saturées et acides gras trans : quèsaco ? J'emprunte au docteur Curtay, médecin et auteur de *Vous n'aurez pas Alzheimer*[2], ses explications.

2. Leduc, 2021.

Les graisses saturées :

— sont des graisses inertes, rigides, inoxydables qui restent quasiment incombustibles. Ces acides gras se retrouvent dans les membranes cellulaires qui se rigidifient, ralentissant au passage notre métabolisme, qui brûle moins, ouvrant ainsi la porte à la prise de poids ;

— on les retrouve aussi au niveau des globules rouges : cela les rend incapables de bien se faufiler dans les plus petits vaisseaux, les capillaires, où ils doivent délivrer de l'oxygène ;

— elles augmentent les triglycérides qui, dans la circulation sanguine, altèrent le fonctionnement des récepteurs à l'insuline et la tolérance au glucose et contribuent aux risques de diabète et cardio-vasculaires. Ces triglycérides s'accumulent dans le foie donnant des stéatoses (le « foie gras »), ainsi que dans le tissu adipeux où ils se déposent, entraînant le surpoids ;

— elles altèrent également la composition de la flore du côlon, ce qui a des effets inflammatoires supplémentaires ;

— elles empêchent les oméga-3 de se transformer en agents anti-inflammatoires. Or les oméga-3 sont les carburants les plus énergétiques. Ils assouplissent les membranes des globules rouges, permettant une meilleure oxygénation, myélinisent les neurones pour accélérer leur vitesse de transmission, sont antidépresseurs et précurseurs des plus puissants anti-inflammatoires que nous produisons nous-mêmes, les prostaglandines de série 3.

Quant aux acides gras trans, ils sont encore pires pour notre santé :

— leur base est l'hydrogénation qui permet de transformer des huiles liquides en graisses solides. C'est l'origine des margarines. Dans ce process, les molécules de graisses sont déformées. Les industriels, pour des raisons de stockage et de maniabilité, veulent tout sous forme solide. Ils décomposent et transforment tout avant de « resynthétiser » des pseudo-aliments tout préparés donc pratiques mais toxiques. On les trouve dans les plats préparés, les viennoiseries, les gâteaux, les pâtes feuilletées, les pâtes à pizza, les quiches, les sandwichs, les céréales, les barres chocolatées, les fritures... ;

— ces graisses trans élèvent les triglycérides, augmentent les risques de diabète et de cancer du côlon et du sein, sont plus inflammatoires et plus cardiotoxiques que les graisses saturées. Réduire les acides gras trans est fondamental dans la prévention du déclin cognitif et de plusieurs facteurs de risque comme les pathologies cardio-vasculaires et l'inflammation !

Mon conseil : *bannissez le plus possible la nourriture industrielle : les snacks, les chips, les plats tout prêts, les pizzas, la charcuterie, les gâteaux... Préférez des produits frais. C'est possible même sans être un as de la cuisine. Je déteste cuisiner, faire les courses m'ennuie, moins je passe de temps dans la cuisine, mieux je me porte. Pourtant je ne consomme que des produits frais : des fruits, des légumes, des poissons, des œufs... Mon astuce est de* ***tout consommer le plus naturel possible sans transformation.*** *Cuire des légumes à la vapeur, des poissons en papillote au four, éplucher une salade et faire une omelette, on peut tous y arriver sans que cela ne nous prenne trop de temps ! Et quand le frigo est vide et que vous ne savez pas quoi manger, soit vous avez un petit compartiment congélateur rempli de légumes, soit vous décidez de faire votre jeûne intermittent ce soir-là, soit vous en profitez pour un tête-à-tête en amoureux au restaurant.*

ENNEMI N° 10 LES TOXINES ET L'ENCRASSEMENT DU CORPS

Pour être en forme, à tout âge, il est primordial d'aider le corps à éliminer quotidiennement les toxines (avant même d'envisager une détox). Notre corps est programmé pour ça. Il sait le faire de façon naturelle quand il n'en est pas empêché. Car, souvent, à notre insu, nous bloquons les mécanismes d'autonettoyage, d'autoréparation et d'autorégénération de notre corps.

QUE SONT LES TOXINES ?

Pour faire simple, les toxines sont des substances capables de nous rendre malades quand elles s'accumulent. Elles sont de deux types : endogènes et exogènes.

— **Les toxines endogènes ou endotoxines** sont celles que nous fabriquons nous-mêmes. Elles sont généralement produites en fin de processus métabolique (certains acides organiques, urée, acide urique, acide lactique, purines, radicaux libres, etc.). Elles deviennent toxiques quand leur concentration est excessive. Par exemple : la crise de goutte, qui survient lors d'un excès d'acide urique.

— **Les toxines exogènes ou exotoxines** proviennent de l'extérieur du corps : polluants, poisons, métaux lourds, pesticides, médicaments chimiques, acides gras trans dont regorge l'alimentation industrielle, glycotoxines issues de la cuisson trop forte, macromolécules issues d'aliments incomplètement digérés ou de fragments bactériens qui passent dans le sang à cause d'une paroi intestinale devenue trop poreuse, complexes antigènes/anticorps créés par intolérance à certains aliments, bactéries, virus, mycoses...

Toutes ces toxines nuisent au bon fonctionnement de nos cellules. Elles augmentent généralement la production de radicaux libres et les réactions d'oxydation dans notre corps. Elles peuvent se déposer dans certains tissus et y créer de l'inflammation. Elles peuvent dégrader les membranes de nos cellules, perturber ainsi leur assimilation-élimination et ralentir leur métabolisme, etc. En d'autres termes, **elles accélèrent notre vieillissement et font insidieusement le lit de la maladie.**

NOS 5 ORGANES D'ÉLIMINATION NATURELLE

La bonne nouvelle, c'est que nous avons des organes d'élimination naturels qui nous protègent de l'excès de toxines et nous préservent de l'inflammation. Ils ont pour fonction d'éliminer les toxines vers l'extérieur du corps, et sont au nombre de cinq : le foie, les reins, la peau, les poumons et les intestins.

Le foie, notre filtre le plus précieux

Notre foie se charge du plus gros travail de neutralisation et d'élimination des toxines. Il filtre notre sang en permanence pour neutraliser les produits toxiques. Pour cela, nous devons prêter une attention particulière pendant les périodes de nettoyage du corps. Il faudra stimuler sa production de bile avec certains aliments (ou plantes) et lui assurer un apport en nutriments utiles à la détoxication : acides aminés, vitamines, antioxydants...

Et pour que le foie puisse jouer pleinement son rôle dans l'élimination des toxines la nuit, on pense à dîner tôt et super léger. Le foie a son rythme. Il commence à s'activer au petit matin et le soir, il s'endort pour se reposer toute la nuit. Ce n'est pas un travailleur de nuit, ne le forcez pas à aller contre sa programmation.

Quand vous ne respectez pas son rythme et que le soir, vous prenez un repas lourd, bien arrosé et tardif, vous le voyez le lendemain sur votre visage au réveil et vous le sentez. Votre bouche est pâteuse et vous avez le haut de l'arcade sourcilière rouge et gonflé.

Les reins, nos alliés détox

Leur principale fonction est d'éliminer les substances toxiques du sang vers l'extérieur. Les reins filtrent le sang pour le nettoyer et former l'urine. Ils servent à réguler le niveau d'eau dans l'organisme, à évacuer certains acides, des vitamines hydrosolubles, du potassium, du calcium et beaucoup d'autres déchets. Même si 99 % du sang filtré repart dans la circulation, le 1 % sortant est absolument essentiel ! Vous le voyez d'ailleurs : les urines du matin, quand le corps a travaillé toute la nuit, sont en général très chargées. Les reins sont par ailleurs notre « tampon » de secours en cas de trop grande acidité dans l'organisme !

La peau et les poumons, de puissants émonctoires

La peau est un filtre tout aussi important. Suer est un excellent moyen très naturel d'éliminer les toxines.

Quant aux poumons, la respiration permet d'évacuer les toxines et de veiller à la bonne oxygénation de l'organisme. D'où l'importance du sport et des activités physiques qui activent la transpiration et la respiration. Par ailleurs, les poumons sont notre premier tampon antiacidité : ils accélèrent ou ralentissent la ventilation de l'organisme en fonction du niveau d'acidité de celui-ci afin de le garder dans ses normales.

Les intestins, la barrière haute précision de notre organisme

Comme tous les êtres vivants, nous avons besoin d'aliments pour vivre. C'est en les digérant que nous les transformons en micronutriments capables de passer et d'agir dans tout notre organisme. Pour assurer cette fonction, **notre système digestif travaille comme une véritable usine de démontage alimentaire** qui va absorber les protéines, les graisses, les glucides, les vitamines, les sels minéraux. Bref, tous les éléments indispensables à notre santé transitent par l'intestin. Il est donc le réceptacle des nourritures qui nous construisent et qui nous réparent. Quand nos intestins se troublent, c'est la voie centrale d'évacuation de nos déchets alimentaires qui est perturbée. Et cela peut avoir des conséquences dangereuses pour tout l'organisme.

Notre intestin, imaginez-le comme une barrière de haute précision. Sa paroi permet le passage dans le sang des molécules nécessaires à l'organisme et elle bloque l'entrée des molécules indésirables comme les bactéries. Quand la paroi est fragilisée et que sa perméabilité est endommagée, la voie est libre pour le passage de grosses molécules d'origine bactérienne ou alimentaire qui vont traverser la muqueuse intestinale. Et là peuvent arriver les allergies, les maladies auto-immunes inflammatoires dues à une hyperactivité du système immunitaire pour combattre ces substances néfastes présentes dans l'organisme.

ZOOM SUR...

LE MICROBIOTE INTESTINAL, PIÈCE MAÎTRESSE DE NOTRE IMMUNITÉ

Notre intestin est habité et constitué d'un organe à part entière appelé « microbiote intestinal » ou, si vous préférez, « flore intestinale ». Il regroupe des milliers de milliards de micro-organismes vivant dans les intestins en symbiose avec l'organisme. Un microbiote intestinal bien équilibré neutralise les substances nocives comme les polluants, les métaux lourds ou les déchets métaboliques. Il protège notre immunité et en assure 75 %. Il assimile 90 % des nutriments indispensables à notre vie. Il échange en permanence avec le cerveau *via* le nerf vague et assure 95 % de la production de sérotonine, une hormone apaisante garante de notre sommeil.

Le microbiote est le chef d'orchestre du corps : s'il est équilibré, tout est harmonieux, s'il va mal, c'est la cacophonie. Il est sensible, notre microbiote. Sa qualité tend à diminuer avec l'âge et plusieurs facteurs (traitements médicamenteux, germes, déséquilibres alimentaires, stress...) peuvent le déstabiliser et, à terme, le rendre perméable, déclenchant des intolérances, des candidoses, des maladies inflammatoires...

Tout déséquilibre de la flore intestinale a des répercussions sur la barrière intestinale en augmentant sa perméabilité. Et là, elle va laisser passer des éléments toxiques pour l'organisme responsables des allergies alimentaires, des intolérances au gluten, de certains types d'eczéma, et de maladies inflammatoires type maladie de Crohn.

Nos gènes ne sont pas notre destin !

Il est établi par la communauté scientifique que plus de 80 % de notre vieillissement est imputable aux facteurs environnementaux et à notre mode de vie, c'est ce que l'on appelle l'« épigénétique », c'est-à-dire l'influence de notre hygiène de vie sur nos gènes. La part des gènes, quant à elle, n'excède pas 20 %.

C'est la raison pour laquelle **nous avons la main sur notre âge biologique et que prendre de l'âge et vieillir sont deux notions différentes qui peuvent être décorrélées**. Nous pouvons agir sur notre environnement et modifier nos comportements.

LES DEUX GRANDES CAUSES DE NOTRE VIEILLISSEMENT CELLULAIRE

De plus en plus de chercheurs questionnent la dimension inéluctable du vieillissement et ont identifié deux grandes causes de notre vieillissement cellulaire :

— la déprogrammation épigénétique qui fait vieillir nos cellules en les rendant moins fonctionnelles ;

— et la sénescence cellulaire qui sécrète des facteurs altérant la structure et la fonctionnalité de nos tissus.

“Manger MOINS, c’est vivre PLUS.”

QUE SE PASSE-T-IL DANS NOS CELLULES ?

Je reprends la lumineuse explication de Jean-Marc Lemaitre dans *Guérir la vieillesse* (Humensciences, 2022) :

« Tout au long de notre vie, nos cellules subissent des endommagements provenant des différents stress qu'elles subissent, notamment “l'homéostasie”, c'est-à-dire la capacité à conserver un équilibre fonctionnel (température du corps, tension artérielle, débit sanguin…) quelles que soient les contraintes externes. Le stress cellulaire provient :

— soit de l'activité propre de la cellule : maintenir sa physiologie et se diviser pour renouveler un tissu par exemple ;

— soit de son environnement : infection virale, bactérienne, exposition aux polluants…

Ces dommages sont un signal d'alerte qui conduit la cellule à arrêter de se diviser pour prendre le temps de se réparer. Lorsque le stress et les dégâts causés sont trop importants, la cellule préfère s'autodétruire, c'est le phénomène de la mort cellulaire programmée ou “apoptose”. Le nombre de cellules peut en conséquence diminuer et conduire à la fonte tissulaire que l'on observe avec l'âge dans nombre de tissus. Lorsque la cellule est en mesure de réparer les dommages, elle effectue cette tâche, puis reprend son activité habituelle. Elle en conserve des traces qui s'accumulent au fil des réparations, modifiant progressivement sa capacité à répondre aux différents stress et en conséquence sa capacité à renouveler les tissus. La cellule vieillit, elle se déprogramme.

Elle peut aussi choisir une autre voie et entrer en sénescence. L'une des fonctions de notre système immunitaire est de reconnaître les cellules sénescentes et de les supprimer. Cette fonctionnalité essentielle s'émousse avec l'âge de sorte que notre système immunitaire perdant progressivement cette capacité, les cellules sénescentes en viennent à s'accumuler dans nos tissus. C'est leur persistance et la sécrétion des facteurs inflammatoires qui produisent alors des conséquences délétères. S'accumulant avec l'âge dans nos tissus, les cellules sénescentes sont responsables de la plupart des pathologies : arthrose, sarcopénie, ostéoporose, cataracte… »

Une des caractéristiques du vieillissement est l'accumulation de cellules sénescentes, c'est-à-dire des cellules qui ont cessé de se reproduire, qui sécrètent des substances destinées à lancer un processus de réparation, voire de cicatrisation. Ces cellules continuent de libérer de minuscules protéines, les cytokines, qui provoquent une inflammation *via* l'activation des cellules immunitaires. L'inflammation chronique est dangereuse pour la santé. Elle peut se développer à bas bruit et se propager en raison de la communication intercellulaire, entraînant une généralisation de l'inflammation appelée « inflammaging ».

ACTIVER SES GÈNES DE LA LONGÉVITÉ

Il n'existe pas de gènes du vieillissement. Mais il existe des gènes de la longévité qui contrôlent les défenses de l'organisme contre le vieillissement.

Les trois principaux sont :

— **mTOR (*mechanistic target of rapamycin*),** le contrôleur de la croissance cellulaire qui inhibe l'autophagie des cellules (l'autodestruction programmée des cellules défectueuses), et de ce fait agit en chef d'orchestre du processus inflammatoire. Son inhibition prolonge de façon marquée la durée de vie des organismes ;

— **AMPK (protéine kinase activée par l'adénosine monophosphate),** le régulateur du métabolisme énergétique (ce que l'on brûle) ;

— **les SIRTUINES,** l'eldorado de la jeunesse cellulaire :

- elles nous protègent des principales maladies liées à l'âge, le diabète, les cardiopathies, l'ostéoporose… ;
- elles neutralisent l'inflammation chronique à l'origine de maladies telles que l'athérosclérose, les troubles métaboliques, les colites ulcéreuses, l'arthrite et l'asthme ;
- elles stimulent les mitochondries, centrales électriques de nos cellules ;

- elles combattent la perte musculaire et la dégénérescence maculaire ;
- SIRT1, en particulier, est un acteur clé de l'allongement de la durée de vie et de la santé. Elle est très réceptive à la restriction calorique !

AMPK et sirtuines déclenchent des systèmes de défense contre le stress cellulaire. Leur activation entraîne une augmentation de l'autophagie, la synthèse de nouvelles mitochondries (les centrales énergétiques de la cellule) et une meilleure réponse au stress, aboutissant à une espérance de vie prolongée.

Comment active-t-on les gènes de la longévité ? Là est la super bonne nouvelle ! **Ce qui active les gènes de la longévité, ce sont tous les états qui placent le corps en mode survie** (jeûne, restriction calorique) *versus* un message d'abondance et de repos. Autrement dit, quand le corps sent un danger arriver, il déclenche des mécanismes automatiques de préservation pour résister aux dangers et rester en vie, les fameux gènes de longévité.

LES TROIS PILIERS DE LA RÉGÉNÉRATION CORPORELLE

1 **La restriction calorique :** manger moins pour vivre plus longtemps en bonne santé. Le principe est simple : moins on mange, moins l'organisme produit de déchets à éliminer, plus on réduit l'inflammation, le stress oxydatif et la glycation de nos tissus.

2 **L'activité physique et le mouvement.**

3 **L'alimentation végétarienne.**

⟫ Nous y reviendrons en détail dans les chapitres suivants.

CHAPITRE

N° 3

REPROGRAMMER SON ÂGE, COMMENT ÇA MARCHE ?

« Le bien-être est proactif, préventif, motivé par l'autoresponsabilité. »

Se reprogrammer dans son âge à n'importe quel âge : oui c'est possible, car nous ne sommes pas figés, notre organisme est en évolution permanente, il a de formidables capacités d'adaptation. Comment le faire ?

— Tout d'abord en aidant notre corps à rester en bonne santé plus longtemps grâce à une hygiène de vie qui ne sursollicite pas notre métabolisme, qui respecte sa chronobiologie et ses besoins, qui veille à ne pas l'épuiser par des comportements contre-productifs.

— En veillant à nourrir notre énergie vitale, à prendre soin de notre mental et de notre âme. Nous reprogrammer et reprogrammer par la même occasion toutes les expressions autour de l'âge.

L'âge fait partie de la vie. À nous de choisir ce que prendre de l'âge signifie pour nous, ce que nous décidons de faire de notre âge. Nous avons cette liberté. Notre attitude vis-à-vis de l'âge est capitale pour son expression. Si vous vous autopersuadez que l'âge va vous limiter, vous en chercherez des preuves dans votre vie quotidienne et vous finirez par être essoufflé en montant vos escaliers. Si, au contraire, vous ne considérez pas l'âge comme un facteur de limitation mais comme une opportunité de découvrir plein de nouvelles choses, alors vous profiterez de chaque instant sans limites ni limitation.

Ça vous semble utopique ? Déconnecté de votre réalité ? Et pourtant, quelque part au fond de vous, cette idée de liberté par rapport à l'âge et son interprétation vous parle.

Se prendre en main

S'il y a un domaine où notre volonté est décisive, c'est bien celui de notre santé, de notre longévité en bonne santé, donc de notre rapport à notre âge. Personne ne peut faire les choses à notre place. Personne ne peut décider pour nous de comment nous vivons notre âge, du regard que nous portons sur lui. Si vous percevez votre âge comme un fardeau, alors il pèsera sur vos épaules et vous traverserez les années en vous sentant empêchés, limités, restreints. Si, au contraire, vous décidez d'honorer votre âge, de le célébrer comme un cadeau, de le chérir, de l'enchanter, de le développer et de le faire fructifier, alors vous ferez de votre âge une force, une nouvelle liberté.

Nous avons la chance de vivre dans un siècle où nous pouvons faire de la **prévention active**, où se développe la **médecine antiâge**, une **médecine prédictive, préventive, personnalisée de précision et de bien-être** qui combine les savoirs de la médecine, de la nutrition et micronutrition, de l'hormonologie, et les techniques de la médecine esthétique. Elle a pour objectif de réduire les risques de vieillissement prématuré, tant sur les plans psychique, physique qu'esthétique.

LA MÉDECINE ANTIÂGE, NOTRE ALLIÉE LONGÉVITÉ

Le problème majeur de notre société, ce sont les maladies chroniques : maladies cardio-vasculaires, cancers, maladies respiratoires, diabètes, maladies auto-immunes, allergies, maladies digestives, maladies de civilisation (burn-out, fibromyalgie...). Des facteurs de risque courants et modifiables sont à l'origine de ces maladies : ce sont la mauvaise alimentation, la sédentarité et le tabac. **Tout l'enjeu de la médecine antiâge est d'agir sur ces facteurs de risque.** C'est une médecine intégrative en ce sens où elle associe les différentes médecines en y puisant ce qu'elles ont de meilleur. Cette approche globale cherche à rétablir l'équilibre des fonctions vitales de l'organisme afin qu'il utilise ses propres défenses pour se protéger de la maladie.

Nos défenses naturelles sont nos meilleures alliées pour préserver notre santé à tous nos âges. C'est ce à quoi veille la médecine antiâge.

> ***« Soigner sa santé est toujours préférable à soigner une maladie ! »***

Gardez en mémoire que souvent, on attribue à l'âge des problèmes de santé qui sont en fait dus à des erreurs dans notre mode de vie, comme, par exemple, manger beaucoup de viande rouge, consommer des desserts riches en sucres, grignoter dans la journée, manger trop, être sédentaire, refuser le sport et prendre sa voiture ou les ascenseurs en permanence...

La médecine antiâge intervient à un double niveau et nous donne des outils pour piloter notre hygiène de vie et notre âge biologique :

— **au niveau interne :** afin de conserver un esprit vif et un corps sain, il faut savoir préserver l'activité de nos organes et réduire les risques de maladies. La médecine antiâge nous aide à veiller à notre

équilibre nutritionnel et à un apport suffisant en micronutriments de qualité (vitamines, minéraux, oligoéléments, acides gras essentiels). Ces micronutriments sont indispensables au bon fonctionnement de toutes les cellules de notre corps ;
— **au niveau externe :** agir le plus tôt possible sur les signes extérieurs du vieillissement (rides, déshydratation, relâchement des tissus, dépôts de cellulite, taches brunes). Les soins de médecine esthétique répondent à ces demandes : peeling, mésolift, comblement de rides, injections d'acide hyaluronique, de botox, lampe LED, lumière intense pulsée, lasers…

Comment se déroule une consultation ? Tout commence par des bilans sanguins pointus qui vont chercher à lire ce qui se passe dans notre corps et à mesurer notre âge biologique, l'âge de nos organes, qui n'a pas grand-chose à voir avec l'âge civil :
— bilan stress oxydant ;
— mesure des dépenses antioxydantes ;
— statut des acides gras ;
— profil des oligoéléments ;
— bilan hormonal ;
— bilan du risque cardio-vasculaire…

Ensuite, le médecin spécialiste dresse avec vous un programme nutritionnel adapté à vos besoins, des apports de vitamines et oligoéléments si vous en avez besoin, un programme sportif, des méthodes de relaxation et de gestion du stress, des conseils en médecine esthétique si vous en souhaitez…

Comme c'est une médecine préventive, **le plus tôt on commence, le mieux c'est.**

S'affranchir des pensées limitantes

Nos fausses croyances sont de véritables poisons. Elles nous empêchent d'avancer car elles sapent la confiance et l'estime de soi. Elles distordent notre perception du réel et nous maintiennent dans la souffrance. À force de conditionnements culturels et éducatifs sur ce qui est juste ou faux, bon ou mauvais, beau ou laid, et de projections personnelles du type « je dois être gentille », « je dois réussir », « je dois être fort », nous avons intégré une image fausse de nous-mêmes et du monde.

Nous en sommes quasiment tous et toutes victimes. Ces pensées limitantes puisent leurs origines dans nos blessures de l'enfance, dans nos zones grises ou sombres qui déclenchent une cascade de blocages qui nous limitent. Vous les connaissez bien, ces phrases qui reviennent en boucle : « Je dois être hypercompétent dans tout ce que je fais », « Pour mériter la considération des autres, je dois réussir tout ce que j'entreprends », « Je n'y arriverai jamais, je suis trop nul », « Je mérite ma solitude, je ne suis pas très intéressant, je dois apprendre à être plus sociable »... Je suis certaine que ça vous parle, ce type de bruits que notre mental nous envoie régulièrement. En fait, on ne « doit » rien. **On fait « de son mieux ».**

FAIRE DE SON MIEUX

C'est le quatrième accord toltèque. Il nous incite à « faire de son mieux, c'est-à-dire à faire que chaque tâche que vous réalisez, vous la réalisiez en donnant le meilleur de vous-même. C'est être concentré sur le présent, être totalement absorbé par ce que vous faites, et le faire bien » sachant que notre mieux est fluctuant, variable selon notre état.

Pourquoi est-ce important de chercher à faire de son mieux ni plus ni moins ? Tout simplement parce que ça nous aide à être concentrés sur le présent, à être totalement absorbés par ce que nous faisons, et le faire bien en oubliant toutes les histoires d'empêchement dans lesquelles la recherche de la perfection, la comparaison permanente avec autrui et le jugement nous enferment.

Il faut donc faire de son mieux, ni plus ni moins. Si vous vous acharnez à vouloir faire toujours mieux que ce que vous pouvez, vous vous épuiserez et prendrez finalement plus de temps à atteindre vos objectifs. Si vous faites moins que ce dont vous êtes capable, vous ne progresserez pas, ou peu.

“ *La progression devient optimale lorsque vous faites de votre mieux, ni plus ni moins.* ”

Gardez en mémoire que vous ne serez pas toujours au top. C'est impossible. Même les athlètes de très haut niveau ont des baisses de performance. La progression passe toujours par des phases de récession, il est important d'être indulgent envers cela et envers vous-même, surtout dans les phases de moins bien.

Concrètement, pour faire de votre mieux, il est nécessaire d'agir. L'action est primordiale pour changer des habitudes ancrées dans le mental depuis longtemps. Je trouve tellement justes ces mots d'Albert Einstein : « Le savoir passe par l'expérience, le reste, ce ne sont que des connaissances. » C'est par la pratique que l'on peut agir sur soi, que l'on peut se reprogrammer.

En pratique, je vous conseille plusieurs choses : identifier vos blocages, supprimer les énergies drainantes et renforcer celles qui vous soutiennent, et sortir de la répétition du passé.

IDENTIFIER SES BLOCAGES

C'est le meilleur service que vous pouvez vous rendre, et ça passe par un travail sur soi. Choisissez la méthode, le thérapeute, l'activité spirituelle qui vous parlent, vous attirent, mais faites-le. Je vois tous les jours dans mes conversations avec vous la différence dans la perception et la gestion du mental, entre les personnes qui travaillent sur elles et celles qui ne le font pas. On ne peut pas tout faire tout seul, tout gérer tout seul. Se faire aider n'est pas une marque de faiblesse mais bien au contraire une marque de grande lucidité et détermination à changer ce qui doit l'être pour continuer à regarder devant avec le sourire et à ne surtout pas s'enfermer dans son passé. C'est un piège terrible, la boucle de rétroaction du passé. Il immobilise et enkyste.

SUPPRIMER LES ÉNERGIES DRAINANTES ET RENFORCER CELLES QUI NOUS SOUTIENNENT

Nous vivons en interaction avec les autres, de nombreux autres qui constituent ce que nous appelons notre « écosystème relationnel et affectif », notre « environnement social ». Nous en sommes responsables. La qualité de notre entourage est capitale tant elle peut nous élever ou nous plomber. Certaines personnes sont très inspirantes, motivantes, elles élèvent leur entourage là où d'autres tirent tout le monde vers le bas, vers le négatif. Nous ne sommes pas obligés d'avoir les mêmes amis toute notre vie. *Idem* de nos cercles professionnels, ils peuvent évoluer en fonction de notre propre évolution. **Fuyez toutes les personnes négatives et toxiques qui n'ont de cesse de vous faire douter,** celles qui vous poussent à faire ce qu'elles n'osent pas faire sans se demander si c'est bien pour vous ou si c'est le bon moment, celles qui ont un problème pour chaque solution, celles qui drainent votre énergie et ne vous aident pas à vous ressourcer.

A contrario, veillez à vous entourer consciemment de personnes dont vous partagez les valeurs, de personnes constructives, positives, bienveillantes, qui auront à cœur d'être là pour vous en toutes circonstances car les énergies se diffusent et se complètent. En choisissant d'être attentifs à ce qui nous élève, nous allons attirer des situations qui nous élèvent et l'inverse est également vrai. **Privilégiez les entourages bienveillants qui, tout en gardant une lucidité par rapport à vous, cherchent à vous aider à avancer.** Souvent, ce ne sont pas les personnes les plus proches ou celles que nous connaissons depuis longtemps, qui ont la bonne parole, la suggestion juste, l'idée qui manque. Pendant ma reconversion, j'ai été agréablement surprise à de très nombreuses reprises par des personnes que j'appréciais mais que je connaissais peu. Super important de laisser sa porte ouverte aux surprises, à l'inattendu. Même s'il est souvent douloureux de prendre de la distance par rapport à des personnes ou des environnements toxiques, c'est indispensable pour progresser, se déployer, renaître, prendre un nouvel envol.

Comment faire ? Apprenons à muscler notre mental et ne nous laissons pas déborder par le doute des autres. J'ai pris pour habitude de prendre exemple sur les sportifs de haut niveau. Ils ont un mental extraordinaire et c'est ce qui leur permet d'atteindre les objectifs qu'ils se fixent. Ils entraînent aussi bien leur corps que leur mental. Ça va de pair, car **nous sommes à l'image de notre pensée**. Prendre du recul et de la hauteur, éviter de réagir à chaud, se placer au-dessus de la mêlée et accepter de ne pas plaire à tout le monde. Ce n'est pas grave. C'est même sain en fait. En revanche, choisissez celles et ceux à qui vous souhaitez plaire et faites-en votre cercle d'alliés. Celui qui vous fait du bien, vous aide à avancer sur votre chemin de vie.

SORTIR DE LA RÉPÉTITION DU PASSÉ

Ressasser notre passé nous enferme et nous empêche d'avancer. C'est ce que j'appelle le « syndrome du rétroviseur ». Celui qui nous ramène toujours en arrière, qui nous fige dans un cliché dans ces photos que nous prenons plaisir à scruter pour nous remémorer notre passé, les histoires passées, les bons et moins bons moments. Oui, notre passé fait partie de nous, mais nous ne sommes pas réductibles à cela. Et nous ne sommes pas forcément la personne que nous étions. En nous enfermant dans les limites de notre passé, nous filtrons chaque choix que nous faisons, chaque décision que nous prenons, en fonction de limites fixées par nos expériences passées. Nous souhaitons le changement mais nous l'envisageons à l'aune des événements vécus jusqu'à maintenant. Comment nous projeter vers l'avant si notre prisme de lecture date d'hier ? C'est impossible.

Si nous nous levons le matin en reportant sur notre journée les peurs, le stress et l'inquiétude de la veille, comment imaginer une journée différente de celle de la veille ? Si, face à de nouvelles opportunités, notre premier réflexe est de vérifier dans notre rétroviseur si nous avons déjà expérimenté cette situation dans le passé, si nous avons déjà utilisé des capacités similaires, il y a fort à parier que nous ne prendrons pas le risque de la nouveauté. Le rétroviseur est un mauvais guide, il n'aide pas à aimer voir devant. Soyez convaincu que, quel que soit votre passé, vous pouvez accéder à la vie que vous souhaitez.

Les questions qui se cachent derrière ce syndrome du rétroviseur, ce sont finalement celles-ci :

— **Comment voulons-nous occuper l'espace ?**

— **Est-ce que nous l'occupons de la même façon à 20, 40 ou 50 ans et plus ?**

— **Est-ce que nous percevons le temps de la même façon ?**

Je ne le crois pas. Au fil de l'âge, nous apprenons le goût du temps long alors que plus jeunes, nous adorions le temps court, instantané, vif.

Fabriquer son réel

Le réel en soi n'existe pas. Nous créons tous notre propre réel à partir de ce que nous projetons car nos projections deviennent nos perceptions. Et ce que nous percevons est fondé sur nos interprétations. Notre interprétation du moment détermine donc notre perception de la réalité que nous vivons. Nous sommes donc responsables de la façon dont nous percevons ce que nous voyons.

Prenons l'exemple d'une dispute amoureuse. Nous pouvons l'interpréter comme une raison supplémentaire de divorcer ou bien comme une opportunité d'apprendre et de rendre la relation plus solide et profonde. Dans le premier cas, vous créez un sentiment négatif, du stress, et vous fabriquez un excès de cortisol accélérant ainsi le processus de vieillissement, alors que dans le second cas, vous créez une stimulation constructive.

Avoir le choix de sa perception

Le monde qui nous entoure est avant tout la projection de notre perception intérieure. Nous passons un temps infini à collecter des images et des informations pour corroborer notre film intérieur. Les problèmes qui sapent notre quotidien, affectent notre santé et nous font vieillir plus vite, sont la majorité du temps à l'intérieur de nous et non à l'extérieur.

Ils arrivent quand nous nous laissons guider par la peur. La peur de l'inconnu, la peur de changer ses habitudes, la peur du progrès, la peur de perdre, la peur de ne pas être à la hauteur... La peur est indissociablement liée à la pensée négative, celle qui mine, qui ronge et qui nous épuise au sens figuré comme littéral du terme.

A contrario, vous avez remarqué que, quand vous vous racontez des histoires positives, quand vous faites abstraction de la peur, votre niveau d'énergie s'élève, vous vous sentez pousser des ailes, vous vous sentez bien et capable de déplacer des montagnes. Là, en créant une visualisation positive, vous avez enclenché un cycle projection/perception/interprétation positive. C'est ce que l'on appelle la « pensée positive », et c'est probablement un des meilleurs antiâges.

Dites-vous tous les jours en vous réveillant que vous êtes responsable de votre perception et de votre interprétation.

Mettre fin aux comportements autodestructeurs et aux schémas répétitifs

C'est une musique familière, cette petite voix qui sabote notre confiance en nous et notre estime de soi. Une sorte de bourreau intérieur prompt à intervenir qui épuise notre force vitale. Je crois qu'apprendre à être moins impitoyable avec soi-même est le plus grand service que nous pouvons nous rendre. Je sais que c'est beaucoup plus facile à dire qu'à faire et que la pensée magique en la matière ne fonctionne pas. C'est le travail sur soi qui nous aide à nous libérer des schémas répétitifs et des comportements autodestructeurs, ceux que nous voyons poindre et que nous ne pouvons pas arrêter.

Parmi ces schémas, les plus perfides sont probablement l'autocritique et l'autodévalorisation, qui vont de pair avec le jugement et la comparaison.

Sortir de l'autocritique et de l'autodévalorisation

Les mots ont un pouvoir, celui d'ouvrir des espaces énergétiques. Utilisez-les à bon escient, à votre avantage. Il y a un exercice qui me fait du bien le matin quand je sens que le bourreau en moi est en train de frapper à la porte. Je me mets face à mon miroir pour m'encourager et je me répète en boucle que je mérite le meilleur, le succès, la joie, la guérison..., ce qui est important pour moi ce jour-là, en me faisant un grand sourire. En faisant cela, j'honore ma confiance en moi, ma valeur. Je m'autorise ce qui est important pour moi. Je ne vais pas ou plus le chercher à l'extérieur dans le regard de l'autre. Ce faisant, je m'affranchis de ce regard extérieur.

Arrêter de se juger et de juger les autres

C'est probablement le réflexe le plus partagé par nous les humains. Nous jugeons, nous nous jugeons et nous nous comparons en permanence les uns aux autres comme si notre vie était une compétition permanente sans avoir toujours conscience que la comparaison et la compétition sont des poisons.

Sans toujours nous en rendre compte, nous nous comparons beaucoup aux autres. C'est presque un automatisme, un réflexe de compétition permanente, nous nous mesurons aux autres pour définir notre propre valeur, notre place, notre mérite, nos compétences, notre intelligence... Or c'est aussi le meilleur moyen de se dévaloriser, de saper le socle de la confiance en soi. Que cherchons-nous dans la comparaison ? En fait, nous nous jugeons en cherchant à nous prouver que les autres ont toutes les compétences, qualités, que nous

nous reprochons de ne pas avoir. En faisant cela, nous sapons notre estime de soi. Nous ne nous acceptons pas. Nous nions notre personnalité, nos particularités. Nous risquons alors de poursuivre des rêves inaccessibles qui ne sont pas vraiment les nôtres et, ce faisant, de passer à côté de notre vie.

Vous pensez que c'est difficile d'arrêter de se comparer, de se juger. Oui au début. Et c'est la raison pour laquelle c'est un entraînement quotidien qui demande de la volonté et de la détermination. Mais au fur et à mesure de l'entraînement, on se rend compte que cela devient plus facile. On repère quasi instantanément les moments où on passe en mode comparaison. On peut alors se sourire et passer à autre chose.

SE DONNER LE DROIT D'ÊTRE IMPARFAIT

D'où vient notre obsession de la perfection ? Je pense de notre surperformant héros intérieur, celui qui réussit tout, qui n'a aucune faille, ne se plaint jamais, avance et gagne quoi qu'il arrive. Zéro vulnérabilité ni imperfections, il trace, notre héros intérieur. Sauf que dans la vraie vie, ça ne marche pas exactement comme ça. L'humain est vulnérable, faillible et c'est ce qui fait sa force. Nous ne sommes pas des machines et notre recherche de perfection est inversement proportionnelle à notre assurance ou manque d'assurance, à nos doutes, nos peurs, nos questionnements.

Nous recherchons la perfection pour être intégrés, faire partie du groupe, de la collectivité. Notre peur du rejet nous amène à rechercher la perfection comme bouclier protecteur, quitte à passer à côté de ce qui compte vraiment pour nous.

S'AFFRANCHIR DU SYNDROME DU BON ÉLÈVE, DU PREMIER DE LA CLASSE.

Celui-là, nous sommes nombreux à le partager. Et nous avons du mal à nous en défaire. Il devient comme une seconde nature, une seconde peau. Pourtant, plus tôt nous réussissons à lui tordre le cou, mieux nous nous portons. Pourquoi ? Tout simplement parce que cette recherche sans fin de la première place, de l'excellence, empêche de profiter de nos accomplissements, de nous accorder de la reconnaissance pour ce qui est accompli. Elle génère une frustration quasi permanente car nous sommes dans le « toujours plus », « toujours mieux », « toujours plus haut ». Certes, cela peut enclencher le cercle vertueux du succès avec en contrepartie un socle fragile, friable super dépendant de l'extérieur. Nous attendons son évaluation, sa bonne note, sa prime... Nous externalisons la reconnaissance de notre valeur. En faisant cela, nous nous fragilisons, nous créons une relation de dépendance avec la personne en charge de donner la note, qu'elle soit privée ou professionnelle, nous sommes suspendus à l'autre. Nous n'honorons pas nous-mêmes notre valeur, notre place. Nous ne reconnaissons pas nos mérites, nous ne nous autorisons pas grand-chose nous-mêmes, nous attendons l'adoubement extérieur. C'est un piège.

Ce n'est pas un exercice facile de laisser tomber le bon élève premier de la classe. Comme vous, j'en ai souffert longtemps, très longtemps. J'ai mis du temps à intégrer la nécessité d'intérioriser ma valorisation personnelle. Ensuite, c'est un exercice ardu de lucidité que de reconnaître ses talents, ses accomplissements, ses sphères d'excellence et d'optimisation. Souvent, les bilans de compétences avec un coach professionnel aident à faire ce travail essentiel pour se libérer et construire sa confiance en soi sur des bases solides, les siennes, sans dépendance aucune à un quelconque regard extérieur.

N'hésitez pas à sortir du cadre qui vous a été défini par votre éducation, votre milieu social, si ce cadre vous étouffe et vous empêche d'exprimer qui vous avez réellement envie d'être. En décidant par soi-même du chemin qui est bon pour soi, on s'affranchit des normes et des codes, on se libère des jugements.

ACCEPTER SES OMBRES

Nous en avons tous, des ombres tapies profondément dans notre inconscient. Plus nous les acceptons, plus nous les mettons en lumière et plus elles s'allègent. Souvent, nous culpabilisons à leur sujet et nous en avons honte. À tort en fait, car ces ombres sont souvent l'expression émotionnelle d'une blessure qu'il est bon de traiter pour la guérir et ne plus en souffrir. Accueillir ses ombres, les reconnaître et les accepter, fait partie du processus de guérison.

Il y a un petit exercice que j'aime bien et que j'ai appris dans le formidable livre de Tara Brach, *L'Acceptation radicale* (Belfond). Asseyez-vous au calme, fermez les yeux et pensez à ces émotions qui vous submergent et que vous avez du mal à contenir. Visualisez-les et invitez-les à venir s'asseoir sur le banc à côté de vous. Reconnaissez leur existence, faites-leur une place, regardez-les et prenez conscience qu'elles ne sont pas vous, qu'elles ne vous déterminent pas. Vous pouvez être en colère, avoir peur sans être votre colère ou votre peur. Elles existent ces émotions, elles sont présentes à côté de vous et non plus à l'intérieur. Dialoguez avec elles, apprivoisez-les. En reconnaissant leur existence, vous limitez leur rôle, leur incidence sur vous.

LE PARDON AMÈNE À LA RÉCONCILIATION AVEC SOI ET À LA LIBERTÉ

Le pardon est un exercice plus compliqué qu'il ne paraît. Pourtant, il est essentiel pour se libérer du poids de la culpabilité, de la honte, des regrets. Pardonner en particulier à soi, c'est accepter sa vulnérabilité, qui n'est pas une faiblesse mais bien au contraire une force. Oui, nous sommes imparfaits et, pour autant, nous sommes suffisants.

Souvent, notre sentiment de culpabilité (et son corollaire la honte) prend sa source dans notre sensation « de ne pas être assez » : pas assez sérieux, impliqué, intelligent, intéressant, beau, séduisant, mince... Ce « pas assez » nous plombe, nous limite, nous empêche. Il est le résultat de notre propension à nous comparer en permanence aux autres proches et moins proches. Les réseaux sociaux accentuent le voyeurisme et la frustration. Résultat, nous baignons dans une insatisfaction chronique dévorante. Nous nous focalisons sur nos prétendus manques, défauts, absences qui, en général, ne sont pas réels mais le fruit de nos suppositions, de nos constructions imaginaires. Plus vite nous apprenons à devenir notre meilleur ami, notre meilleur compagnon de vie, plus vite nous repérons ces illusions et nous pouvons en sortir sans culpabiliser mais en nous pardonnant.

REGARDER EN AVANT ET INVENTER SON ÂGE

S'enfermer dans son passé, c'est refuser de donner une chance au moment présent. Or pour avancer et profiter de chacune de ses années, **il faut aimer voir devant, laisser tomber la peur de la péremption**. Elle fait partie de ces pensées limitantes que nous portons en fardeau sur nos épaules. Non, l'âge ne signifie pas le déclassement ni la fin programmée. Il y a urgence à nous réconcilier avec le temps. Il n'est pas notre ennemi. Et si nous le posons comme tel, nous nous coupons de la vie même.

LAISSER TOMBER LA PEUR DE LA PÉREMPTION

Cette crainte de la péremption est étroitement liée à la réduction du féminin à la reproduction. Autrement dit, être une vraie femme, appartenir au groupe des vraies femmes, c'est être en capacité reproductive. À partir du moment où une femme ne peut plus avoir d'enfant, à la ménopause, alors elle sort du champ du féminin et est reléguée dans la zone grise de l'invisibilité. C'est là que prend racine cette association de l'âge avec l'invisibilisation des femmes, avec la peur d'être exclue du champ de la féminité, de la désirabilité.

À nous de refuser d'être réduites au statut de mères et de revendiquer un être femme, un féminin libre et en dehors de la maternité. TOUTE NOTRE VIE, NOUS SOMMES DES FEMMES À TEMPS PLEIN.

Aimer voir devant soi permet de saisir l'opportunité extraordinaire que l'on a aujourd'hui de pouvoir choisir d'inventer notre âge. Vous pensez que c'est difficile, mais songez que les cellules de notre corps se renouvellent en permanence, nous pouvons donc nous réinventer à n'importe quel âge de notre vie.

QUESTIONNER SA ZONE DE CONFORT

Nous avons toutes et tous une zone de confort, un endroit où nos habitudes nous confortent et nous réconfortent, un endroit où nous nous sentons en confiance. Parfois, au fil des années, cette zone de confort se révèle source d'insatisfaction, quand les automatismes prennent le pas et nous donnent le sentiment d'être sur une autoroute dont nous cherchons du coin de l'œil la sortie. C'est ce qu'on appelle le pilotage automatique. Si c'est le cas, prenez un moment pour vous interroger sur votre vie, là, maintenant. Êtes-vous joyeux quand vous vous levez le matin ? Aimez-vous votre maison ? Votre conjoint ? Votre job ? Diriez-vous que vous aimez votre vie ou au contraire rêvez-vous d'en changer ? Avez-vous le sentiment d'être à votre juste place, celle dont vous avez envie, celle qui vous attire, là, maintenant ?

Toutes ces interrogations sont super légitimes et c'est le moment de les laisser venir à vous. Ne les remisez pas au fond d'un placard par peur de ce que vous allez découvrir. Ne restez pas en mode pilotage automatique au risque de passer à côté de l'opportunité d'aller à la rencontre de vous-même. Choisissez de sortir de votre zone de confort si vous en ressentez le besoin, de la faire grandir si la base est bonne et que c'est juste une question de taille à adapter, de l'étendre...

Le plus important est d'être le plus lucide possible avec soi-même : qui je suis ? Où est-ce que je souhaite aller ? Qu'est-ce qui m'attire ? Quels efforts je suis prêt à fournir pour faire advenir ce nouveau moi ? Quels renoncements je suis prêt à accepter ? Personne ne peut répondre à votre place.

CHANGER SES HABITUDES, CHOISIR LA NOUVEAUTÉ

Vous avez remarqué combien la nouveauté génère du plaisir et allume instantanément dans notre cerveau des zones de jouissance. Et combien, au contraire, les routines peuvent nous amener à l'ennui, au pilotage automatique. Si l'âge a une vertu, c'est celle de nous délester de tout ce qui nous semble inutile, de tout ce qui ne nous nourrit pas, de ce qui ne nous correspond plus.

Il est possible, à tout âge, de se connecter ou se reconnecter à son désir. Le désir déteste être enfermé dans un rôle, une boîte, il déteste par-dessus tout l'habitude, la routine. Il se nourrit de nouveautés, d'inconnu, de chemins de traverse, d'explorations. Une bonne façon de se reconnecter à son désir profond, de partir à sa recherche est de donner la main à son enfant intérieur et de se laisser guider par lui. Rappelez-vous la petite fille ou le petit garçon que vous avez été avec vos rêves, vos châteaux de sable, vos histoires... Ils ne sont pas si loin que ça. **Prenez par la main votre enfant intérieur et laissez-le vous emmener là où bon lui semble.** Essayez, explorez, bifurquez, doutez, recommencez, autorisez-vous à rêver en XXL.

C'est un bon guide. Il sait ses désirs profonds que parfois nous avons mis en sourdine pour nous conformer aux attentes qui pesaient sur nous, à ce qui était attendu de nous. Certaines de ces explorations seront positives, d'autres moins, mais qu'importe, elles vous feront vous sentir vivant.

Se sentir vivant ; à tort, nous le relions parfois à la jeunesse. Nous confondons être vivant et être jeune. Ce sont pourtant deux notions différentes. On peut rester dans le pays de la jeunesse à tout âge, tellement la jeunesse est un état d'esprit et non une qualité exclusivement physique.

> ***« On peut se sentir jeune sans pour autant avoir un corps juvénile. »***

D'ailleurs, ce n'est pas possible, mais est-ce même souhaitable ? J'aime beaucoup cette phrase d'Emmanuelle Béart qui, à 57 ans, déclare : « La beauté de mon âge, c'est qu'on gagne du temps et de la confiance. Je change d'âge, je change physiquement, il faut prendre le temps de passer le cap. »

INVENTER SON ÂGE

Quand on y réfléchit, inventer son âge, c'est une porte ouverte sur un infini de possibles. Nous avons la liberté de choisir ce que prendre de l'âge va signifier pour nous, comment nous allons habiter notre âge, comment nous allons le construire, le décorer, le faire vibrer. C'est une opportunité fabuleuse. Prenez-la à bras-le-corps et donnez-vous l'opportunité d'être aligné avec vos choix de vie quels qu'ils soient. Nous sommes responsables de la taille de nos rêves. **Personne ne peut décider à notre place de là où nous voulons aller, de comment nous allons vivre dans notre âge,** posséder et en habiter tous les recoins avec plaisir. C'est un travail, oui, mais tellement bénéfique et source d'enthousiasme.

SE RECENTRER

ÉCOUTER SON INTUITION, SON GPS INTÉRIEUR, POUR ÊTRE AU CENTRE DE SA VIE

Nous sommes dotés d'un merveilleux GPS interne, d'une boussole que nous n'utilisons que trop peu fréquemment : **notre intuition**, ce sixième sens, cette petite voix intérieure qui sait en fait où se trouve notre chemin à partir du moment où nous lui laissons un espace d'expression, où nous décidons de l'écouter, de la laisser s'exprimer.

Je suis certaine que, comme moi, vous avez parfois pris des décisions, fait des choix en ayant la sensation que ce n'était pas les bons. Simplement, vous avez laissé des intérêts économiques, politiques, amicaux… prendre le dessus. Parfois, ça passe. Mais souvent, ça nous conduit dans des impasses. Notre voix intérieure, notre intuition, savent nous conduire. Apprenons à lui faire de la place et à lui laisser de l'espace. Elle est un bon guide. La méditation m'aide chaque matin à lui ménager un espace, à lui faire de la place.

INTÉGRER QUE L'ON EST LE CENTRE DÉCISIONNEL DE SA VIE

Personne d'autre que vous n'est aux commandes de votre vie. Plus jeunes, nous sommes influençables et nous avons à cœur de nous intégrer dans les espaces économiques, familiaux, sociaux..., que nous choisissons car nous avons toujours le choix. La vie est faite de décisions que nous prenons. Se marier, fonder une famille, voyager, s'établir à l'étranger, vivre seul, choisir de ne pas avoir d'enfants... Pour ne pas subir sa vie, il faut s'autoriser à en prendre les commandes. Faire des arbitrages *versus* se laisser porter, savoir saisir les opportunités qui se présentent et n'accepter aucun déterminisme.

Accepter de fermer des portes, de tourner le dos à des situations, à des personnes qui ne nous conviennent plus. Est-ce facile ? Non, cela peut même être douloureux, mais vous seul pouvez choisir pour vous-même dans quels cadres vous souhaitez évoluer, avec quelle équipe, quels réseaux, vers quels horizons.

Choisir d'être au centre de sa vie, c'est s'assurer que ses actions soient générées par un centre de gravité solide, en pleine conscience de ses besoins et de ses valeurs.

S'ACCORDER L'ESPACE QUE L'ON DONNE AUX AUTRES

Nous nous laissons facilement happer par les besoins de ceux et celles qui nous entourent, notre famille, nos amis, collègues, communautés sur les réseaux sociaux... Tout cela nous prend un temps et un espace importants, souvent à nos dépens. Nous nous adaptons sans cesse aux demandes extérieures, aux plannings de notre entourage, de notre famille..., sans forcément nous demander si ces activités, ces tâches sont bonnes pour nous, si elles nous apportent quelque chose, si elles correspondent à nos envies, besoins...

À quand remonte votre dernier tête-à-tête avec vous-même ? Quand vous êtes-vous accordé un moment rien qu'à vous ? Souvent, nous faisons passer les autres avant nous-mêmes par culpabilité, responsabilité, croyance que nous sommes responsables d'eux. En fait, chacun est responsable de lui-même et il ne peut déléguer à autrui les tâches, responsabilités, engagements, choix qui lui incombent.

> ***« S'accorder de l'espace, c'est entrer profondément en contact avec soi-même. »***

SAVOIR DIRE NON

C'est l'un des plus beaux cadeaux à s'offrir, APPRENDRE À DIRE NON sans culpabiliser ni avoir honte, sans penser que l'on est un monstre d'égoïsme parce que l'on refuse de s'occuper d'un certain nombre de tâches qui nous ennuient ou que nous ne jugeons pas de notre ressort. Je ne parle pas que du partage des tâches ménagères, mais aussi de la charge mentale globale qui pèse sur nous, les femmes.

Prendre de l'âge, c'est nous autoriser (enfin) à nous débarrasser de toutes les obligations qui nous pèsent et nous ennuient, qui nous semblent inutiles et que nous acceptons quand nous sommes en mode pilotage automatique. C'est refuser tout ce qui nous empêche de nous épanouir, de nous faire plaisir, de prendre soin de nous... C'est faire de la place, du tri, pour accueillir la nouveauté, l'air frais. C'est nous autoriser à créer autour de nous un espace dégagé.

APPRENDRE À DIRE NON, c'est aussi nous débarrasser de toutes les personnes et de tous les environnements toxiques.

S'OUVRIR À LA GRATITUDE

C'est un sentiment, une émotion très forte, la gratitude. Elle donne du sens à la vie et nous connecte à notre environnement. C'est une clé d'accès à la douceur, à l'empathie, à l'émerveillement. C'est l'opportunité de remercier pour tout ce que nous avons là dans notre quotidien à portée de main *versus* toujours regarder ce que nous n'avons pas ou nous focaliser sur les petits tracas de notre journée. C'est contrer notre biais naturel de négativité qui nous amène à identifier en priorité ce qui nous dérange, nous stresse et à laisser ce qui est positif de côté, voire ignorer ce positif. La gratitude nous aide à diriger notre attention vers les choses heureuses de la vie et à nous détourner de ce qui nous manque.

> ***« La gratitude est le pur contraire de la frustration, elle rend optimiste et généreux. »***

La gratitude va bien au-delà du simple merci de politesse. Elle implique une attention sincère à l'autre et à soi. Elle nous invite à porter notre attention sur ce qui nous rend heureux et reconnaissants, à célébrer toutes nos petites victoires quotidiennes..., ce nouveau contrat que l'on a décroché, le sport que l'on a pratiqué ce matin, le calme que l'on a su garder face à une situation stressante, le courage d'avoir passé ce coup de fil qui nous intimidait, le spectacle que l'on est allé voir en solo car on en avait vraiment envie... Plein de petites choses qui semblent banales mais qui pour nous sont importantes à ce moment-là.

La gratitude n'est pas innée. Elle s'apprend car **elle relève d'un véritable entraînement mental** : celui de mettre le projecteur sur les événements positifs du quotidien, habituellement dans l'ombre.

Comment faire ? Il y a un outil que j'aime beaucoup : **le carnet de gratitude.**

Chaque jour, j'écris dans mon carnet entre trois et cinq choses que j'ai appréciées dans ma journée en me focalisant sur la gratitude que j'éprouve envers moi, les personnes concernées, la vie, la nature… Cela peut être une rencontre, un échange, une action, un paysage, un lieu, une odeur, un toucher… Le démarrage n'est pas super facile. Aussi, je vous conseille de vous concentrer au début sur des situations simples, par exemple :

— ne pas vous être mis en colère contre le livreur qui a déposé votre colis ailleurs que chez vous ;
— apprécier ce restaurateur qui a pris du temps pour converser avec vous alors que vous étiez seul au restaurant et un peu tristounet ;
— vous réveiller avec le sourire auprès de votre compagnon ou compagne ;
— avoir fait une bonne séance de cardio alors qu'il fait chaud et que vous étiez fatigué et en profiter pour remercier votre corps d'être là et performant, etc.

La gratitude, c'est comme une nouvelle paire de lunettes : elle nous permet de regarder différemment autour de nous et de découvrir toutes les petites choses positives de notre quotidien pour nous permettre ensuite de relativiser les moins agréables (car il y en a forcément !).

ÊTRE ATTENTIF AU VOCABULAIRE POUR PARLER DE SOI

Les mots ont une puissance incroyable sur nos cellules. Elles enregistrent tout, le positif comme le négatif, et elles n'ont pas d'yeux pour vérifier ce que nous disons. Alors elles se préparent pour affronter ou digérer ce que nous énonçons. Les mots que nous prononçons agissent comme des vœux et se transforment en réalité. Alors imaginez le pouvoir néfaste de nos suppositions négatives ou de nos jugements sur nous-mêmes. À force de répéter qu'on est nul en maths, on le devient. Notre mental s'y prépare et rend tout progrès impossible.

LA PAROLE EST UN OUTIL DE CRÉATION PUISSANT. C'EST NOTRE POUVOIR. NOUS POUVONS L'UTILISER POUR CRÉER UNE MAGNIFIQUE HISTOIRE OU AU CONTRAIRE EN FAIRE UN INSTRUMENT DESTRUCTEUR CRÉATEUR DE NOTRE PROPRE ENFER.

La parole, en effet, détient le pouvoir de créer et en cela, elle est une force. Elle nous permet d'exprimer nos intentions, de créer notre histoire. Quand nous l'utilisons pour médire sur nous-mêmes et les autres, pour juger et nous juger, alors nous la retournons contre nous, nous nous déclarons coupables et nous nous punissons. Et, ce faisant, nous créons sans nous en rendre compte des conflits intérieurs qui nous consument et nous enferment.

Je prends un exemple. Quand nous nous mettons en colère et que nous utilisons la parole pour déverser sur autrui un flot de reproches et d'agressivité, nous pouvons avoir l'impression de nous décharger contre cette personne de tous nos griefs. Alors qu'en fait, nous utilisons la parole contre nous-mêmes car cette action va enclencher une réaction similaire et cette personne va nous en vouloir, et le conflit se nourrit de cette parole négative. Cela ne veut pas dire qu'il faut éviter tous les conflits. Parfois la colère est justifiée. C'est la façon d'utiliser la parole qui est en cause. Nous pouvons tout à fait exprimer une colère sans utiliser une parole agressive, blessante.

C'est la raison pour laquelle je vous invite à vous souvenir, et au-delà du souvenir, à le mettre en pratique, du premier accord toltèque qui stipule ceci : « Que votre parole soit impeccable. » Oui, servons-nous de notre parole.

REPROGRAMMER SON ÂGE :

<u>**Rassurez-vous,**</u> je ne vais pas vous proposer de vous convertir à une énième méthode globale où vous devrez changer tout votre mode de vie pour espérer avoir des résultats. Non, je vous propose plutôt une méthode d'autoreprogrammation modulable à la carte où, à votre rythme, vous définissez vos étapes.

<u>**Comment ça marche ?**</u> J'ai imaginé une méthode facile à utiliser et totalement modulable en fonction de votre temps, état d'esprit, contraintes…

1 MODULE CENTRAL + 5 MODULES À LA CARTE

Cette méthode s'articule en MODULES qui peuvent être suivis indépendamment les uns des autres, ou ensemble, ou en séquentiel. Ces modules vous permettent d'intervenir sur toutes les dimensions clés de l'âge et de son autoreprogrammation. Vous pouvez les ajouter au gré de vos envies, besoins, plannings.

- **C'EST UNE MÉTHODE GRADUELLE, NON BINAIRE.** C'est vous qui choisissez comment reprogrammer votre âge, le rythme que vous souhaitez adopter.
- **C'EST 100 % À LA CARTE.** Et vous n'êtes pas obligé de faire 100 % du programme pour que ça marche.
- **L'IMPORTANT, C'EST L'ACTION,** le fait de décider de ne plus subir l'âge.
- **EN AVANT !** À la découverte de mes 6 protocoles pour reprogrammer notre corps et notre mental à n'importe quel moment de notre vie ! Vous allez (enfin) aimer votre âge et vous y sentir bien !

PROGRAMME SUR MESURE À ADAPTER À SON RYTHME

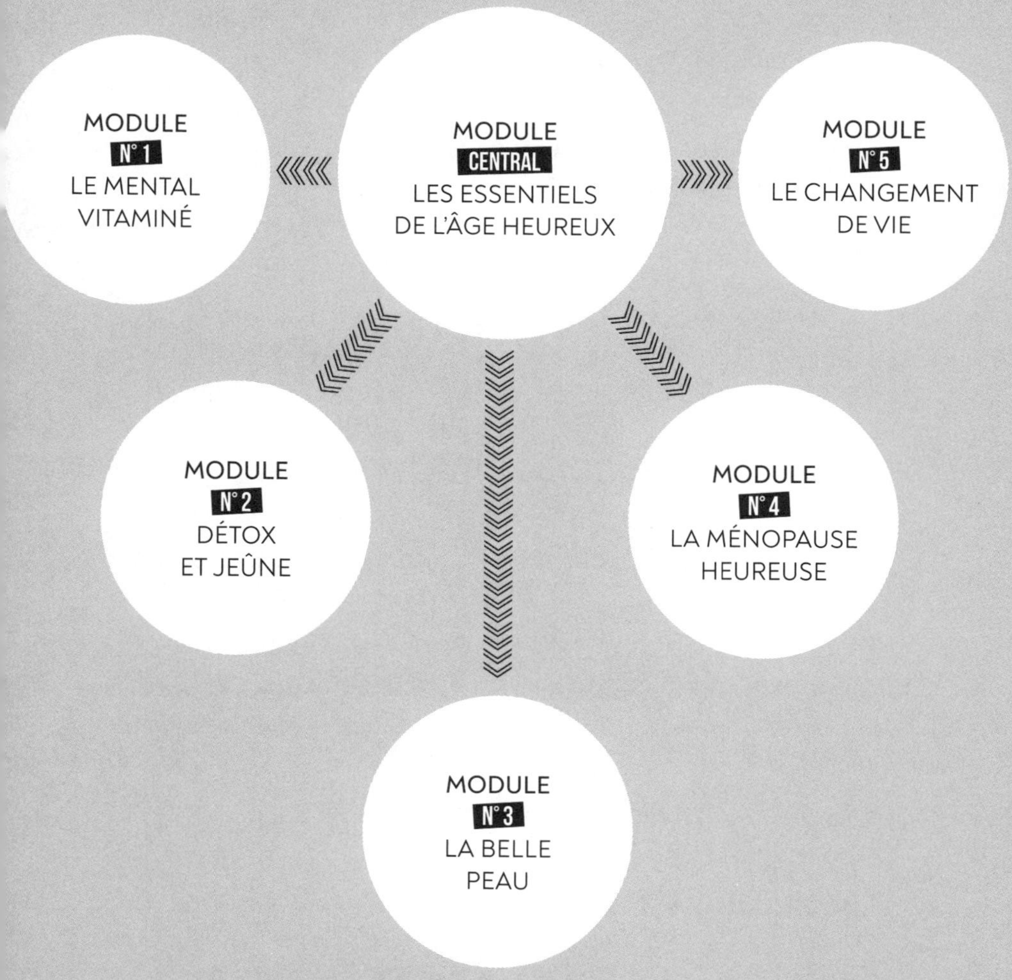

PARTIE

N° 2

LES ESSENTIELS DE L'ÂGE HEUREUX

C'est le corpus de base de la reprogrammation de l'âge, le socle incontournable : L'ALIMENTATION ET L'ACTIVITÉ PHYSIQUE. Nous avons le pouvoir d'influencer notre vieillissement, de le reprogrammer par notre mode de vie, par la nature de nos activités et de notre alimentation. Le sport et l'alimentation participent à l'entretien d'un organisme en bonne santé. Selon nos choix alimentaires, la régularité de notre activité et notre indice de masse corporelle (< 25), **il est possible de compter jusqu'à 7 années d'augmentation d'espérance de vie en bonne santé.**

Sport et alimentation ont des impacts majeurs sur notre santé, notre longévité, notre espérance de vie en bonne santé. Ils contribuent à prévenir et même à traiter la plupart des maladies.

Reprogrammer son âge passe par une attention à son alimentation et à ses activités physiques, par l'adoption d'une hygiène de vie rigoureuse et en même temps facile à mettre en place.

CHAPITRE

N° 1

L'ALIMENTATION, NOTRE PREMIER PROGRAMME DE SANTÉ

« Manger pour soi ou contre soi. À vous de choisir ! »

Savez-vous que ce que nous mangeons peut accélérer ou bien ralentir notre vieillissement ? Que certains aliments sont des poisons pour le corps ? Que certaines associations d'aliments bloquent les mécanismes naturels de détoxination et d'autorégénération de notre métabolisme ? Parfois sans en avoir conscience, nous créons des terrains inflammatoires chroniques, portes ouvertes aux dysfonctionnements de notre métabolisme.

Comment définir simplement les bases d'une alimentation santé-longévité qui éliminent les aliments néfastes pour notre santé, optimisent nos apports en nutriments indispensables et favorisent les fonctions de réparation de notre corps qui s'affaiblissent avec l'âge ?

Notre hygiène alimentaire influence à la fois le rythme de vieillissement de nos cellules et notre poids. Souvent, nous oublions que la nourriture, c'est de l'énergie et pas un doudou émotionnel. La nourriture s'apparente au carburant dont votre voiture a besoin pour rouler. **Notre corps a besoin d'énergie pour bien fonctionner. C'est le rôle de la nourriture de lui apporter cette énergie.**

Quand on mange par ennui, par stress, par tristesse, par peur, en faisant autre chose sans conscience des aliments ingérés..., on détourne l'alimentation de sa fonction énergétique pour lui faire jouer un rôle de tampon aux émotions. Résultat, on mange pour répondre aux appels du mental et non pour combler une faim physique. **On mange sans avoir faim.** On mange plus de calories que le corps n'en a besoin, et les kilos disgracieux arrivent et s'installent. La nourriture réconfort est la bête noire de notre silhouette.

Qu'est-ce qu'une alimentation saine ? On a trop tendance à se focaliser sur les aliments en eux-mêmes en oubliant le moment où on les consomme, comment on les associe et comment on les prépare. Ces quatre critères sont clés dans la définition d'un programme nutritionnel sain et prolongateur de longévité active.

Les 4 critères de référence

1 Ce que l'on mange.

2 Quand on le mange.

3 Comment on le mange, comment on l'associe.

4 Comment on le cuit.

CE QUE L'ON MANGE : LES ALIMENTS EN EUX-MÊMES

Une alimentation équilibrée et saine repose sur une consommation de protéines, de glucides et de lipides. Rien de neuf sous le soleil..., sauf que très souvent, on fait l'impasse sur une catégorie d'aliments en croyant bien faire et on crée des manques que le corps va chercher à compenser.

LES PROTÉINES

Ce sont les véritables briques de notre organisme. Elles sont nécessaires à la croissance, à la reconstruction et au renouvellement de tous les éléments de notre organisme, elles participent à la formation des cellules de la peau, des tissus, des organes, des muscles..., et favorisent la production de nombreuses hormones et de divers anticorps dont notre système immunitaire a besoin. Elles permettent de fixer le calcium indispensable à la préservation de notre capital osseux, particulièrement au moment de la ménopause. Ne les zappez surtout pas !

Mon conseil : ***modérez la consommation de protéines animales pro-inflammatoires comme la viande et les produits laitiers (surtout de vache)****. Les aliments les plus inflammatoires dans nos assiettes sont les viandes du fait de la présence de fer et de l'acide arachidonique qui se transforme en de puissants agents agressifs, les prostaglandines.* Idem *pour les acides aminés dominés par la leucine, qui active un des chefs d'orchestre de l'inflammation, la molécule mTOR. Les produits laitiers, quant à eux, sont riches en leucine, pro-inflammatoire et en acides gras saturés inflammatoires et facteurs de surpoids.*

Donnez la priorité aux protéines végétales, que l'on apprend à associer pour éviter les carences en acides aminés essentiels (par exemple : riz + haricots rouges ; semoule + pois chiches…). Consommez des protéines animales légères (poissons et viandes blanches), pas trop souvent. Pensez aussi aux œufs avec le jaune coulant (mollet ou à la coque) et surtout le blanc, riche de toute la chaîne des acides aminés essentiels.

LES LIPIDES

Impensable de renoncer aux graisses dans la mesure où les lipides constituent un nutriment essentiel à notre alimentation. Leur rôle est de fournir un concentré d'énergie aux cellules, d'apporter des acides gras essentiels (que notre organisme est incapable de synthétiser et qu'il doit donc puiser dans l'alimentation) et d'aider à assimiler les vitamines A, E, D et K (dites « liposolubles », c'est-à-dire qui ne sont absorbées qu'en présence des graisses). La quantité de graisses apportée quotidiennement par l'alimentation ne devrait pas excéder 20-25 % des besoins caloriques.

Mon conseil : ***favoriser les graisses insaturées,*** *que l'on trouve dans de nombreuses huiles végétales (huile d'olive, de colza, de tournesol, de pépins de courge, de sésame, d'avocat, de noix...) et aussi dans les amandes, l'avocat, les olives, les noisettes, les noix de cajou, les pistaches, les noix de pécan, de macadamia... Les oléagineux sont riches en fibres et oligoéléments, dont nous avons besoin pour produire notre énergie : pensez notamment aux noix du Brésil, riches en sélénium chélateur des métaux lourds et antioxydants puissants. N'hésitez pas à consommer du poisson riche en oméga-3 et oméga-6. Ces oméga sont des graisses essentielles capables de réguler le cholestérol total en modulant son métabolisme. Elles interviennent dans l'activité hormonale enzymatique, protègent les parois cellulaires, renforcent les défenses immunitaires et sont fondamentales pour la croissance.*

— **Les oméga-3** sont présents dans les huiles de lin, de noix, de cameline et les poissons gras comme le saumon, le thon ou les sardines. La bonne dose journalière se situe entre 1,5 et 3 g, soit 100 à 150 g de poisson ou 2 cuillerées à soupe d'huile de noix.
— Quant aux **oméga-6**, ils sont présents dans les fruits oléagineux, la spiruline (algue), ainsi que dans les huiles végétales de noix, de colza, de maïs, de soja. La bonne dose journalière est de 8 à 12 g, soit 1 cuillerée à soupe d'huile de noix ou de tournesol.
— **Surveillez l'équilibre oméga-3/oméga-6,** surtout si vous consommez beaucoup de viandes rouges et de produits industriels particulièrement riches en oméga-6 qui, en excès, sont inflammatoires et créateurs d'hypertension.
— Enfin, notez que ces graisses supportent mal la cuisson. **Évitez de chauffer les huiles, à l'exception de l'huile d'olive.** Mieux vaut les utiliser à cru une fois la cuisson terminée, comme simple condiment.

LES GLUCIDES

Communément appelés « sucres », ils servent de carburants à l'organisme, leur rôle principal étant d'apporter de l'énergie (c'est-à-dire des calories) aux cellules de l'organisme. Ils sont rangés en deux catégories : les glucides simples, qui ont une saveur sucrée (sucre, miel, fruits), et les glucides complexes (pain, pâtes, céréales, légumineuses), dont la saveur est non sucrée. On entend souvent parler de sucres rapides et de sucres lents. C'est l'index glycémique (IG) d'un aliment, c'est-à-dire son pouvoir sucrant, qui va nous permettre de dire si un sucre est lent ou rapide. L'IG permet de comparer la capacité des aliments à augmenter le taux de sucre dans le sang (glucose). Il indique la vitesse à laquelle le glucose se retrouve dans le sang. Plus l'IG est élevé, plus le taux de sucre dans le sang va augmenter rapidement après l'absorption de l'aliment entraînant une forte production d'insuline. Si une trop grande quantité de sucre est reçue, l'excédent est transformé et stocké dans le tissu adipeux sous forme de graisses. **Privilégiez les index glycémiques bas afin de limiter la sécrétion d'insuline.**

Plus l'IG est bas, meilleur il est pour notre santé, car il permet d'éviter les pics d'hyperglycémie néfastes pour la santé. Quand on consomme des aliments à IG haut, comme les farines blanches par exemple, le taux de sucre dans le sang augmente fortement et active la sécrétion d'insuline. *A contrario*, en nourrissant le corps d'aliments à IG bas, les graisses déjà présentes deviennent une source d'énergie et cela permet de réguler son poids.

Pour vous aider à vous repérer :

— aliments à IG faible : légumineuses (lentilles, petits pois, pois chiches), oléagineux (noix, amandes), certains fruits (pomme, poire, banane, orange, kiwi, raisin), certaines céréales (pain intégral, épeautre, kamut, boulgour, riz complet), chocolat noir, avocat, quinoa, tomate, tofu... ;

— aliments à IG moyen : pâtes complètes, riz blanc, pain complet, semoule, nouille de riz, melon... ;

— aliments à IG élevé : pomme de terre, pain blanc et toutes les farines blanches, galette de riz, confiseries, viennoiseries, polenta, riz au lait...

Le top 20 des IG très bas (< 35) et bas (entre 35 et 50)

1. L'avocat : 10
2. Les amandes : 15
3. La courgette : 15
4. Le tofu : 15
5. Le brocoli : 15
6. La carotte crue : 20
7. Les cerises : 20
8. L'aubergine : 20
9. Les flageolets : 25
10. Le chocolat noir 70 % : 25
11. La tomate : 30
12. Les lentilles vertes : 25 ; et les lentilles corail : 30
13. Le fromage blanc nature : 30
14. La pomme : 35
15. L'abricot frais : 35
16. Les graines de lin : 35
17. Le quinoa : 35
18. Les haricots rouges : 39
19. Les pâtes complètes *al dente* : 40
20. Le riz basmati complet : 45

Mon conseil : ***éliminer le sucre et les aliments industriels ultratransformés, riches en sucres rapides,*** *mais aussi en graisses saturées, sel, additifs, qui déséquilibrent la flore intestinale et génèrent une inflammation « à bas bruit » qui endommage les récepteurs d'insuline chargés de faire entrer le glucose dans le sang. Les récepteurs deviennent sourds. Pour éviter l'hyperglycémie, une montée dangereuse de* *sucre dans le sang, le pancréas doit sécréter de plus en plus d'insuline. Or l'insuline est une hormone qui fait entrer les graisses sous forme de triglycérides dans le tissu adipeux avec pour résultat d'aggraver le surpoids et d'accélérer l'évolution vers le diabète. L'insuline accélère la vitesse globale du vieillissement et est un promoteur de tumeurs.*

Dans ma cuisine : je garde/ je bannis/je mets sous contrôle

Je garde :

- Fruits et légumes de saison et bio quand vous le pouvez
- Céréales semi-complètes : pain, riz et pâtes
- Fruits à coque : amandes, noix du Brésil, noix, noisettes...
- Légumineuses
- Quinoa
- Œufs
- Poissons gras (harengs marinés, maquereaux, sardines, anchois...)
- Viandes blanches
- Tofu
- Fromages de brebis et de chèvre
- Yaourts nature (brebis ou chèvre)
- Huile d'olive pressée à froid
- Huile de chanvre, de cameline, de noix, de colza...

Je bannis :

- Farines blanches
- Nourriture industrielle : chips, pizzas surgelées, gâteaux apéritifs, barres de céréales, céréales toutes prêtes du petit déjeuner, viennoiseries, gâteaux...

- Charcuterie
- Chocolat au lait et chocolat blanc
- Sodas, jus de fruits
- Crèmes dessert, riz au lait, flans...
- Gâteaux, desserts sucrés
- Huiles
- Bières, alcools forts
- Huile de tournesol

Je mets sous contrôle :

- Chocolat noir (70 % minimum)
- Vins et champagne
- Desserts faits maison sans pâte : crème brûlée, flan, panna cotta...

QUAND ON LE MANGE : CHRONOBIOLOGIE ET CHRONONUTRITION

NOTRE HORLOGE INTERNE DÉFINIT NOS BESOINS EN ÉNERGIE

Bien souvent, nous vivons notre corps comme une boîte noire dont nous ignorons le fonctionnement, ce qui nous conduit à des erreurs alimentaires, car nous ignorons les besoins profonds de notre organisme. Nous sommes soumis à des cycles naturels incontournables, les cycles circadiens, qui nous obligent à renouveler notre apport alimentaire toutes les 24 heures. Ce qui veut dire que notre corps ne peut se nourrir que pour ce laps de temps. Il doit donc se conformer le plus possible aux lois naturelles qui fixent des horaires appropriés pour ingérer les repas et les différents nutriments, vitamines, oligoéléments... dont il a besoin.

Notre corps a un rythme biologique qui se découpe en 3 phases d'une durée de 8 heures.

Phase 1 : l'assimilation, de 12 heures à 20 heures

C'est le moment où **notre corps est au top de ses capacités pour se nourrir, digérer les aliments et les assimiler**. Les organes les plus actifs sont ceux de l'appareil digestif ainsi que le foie et les reins. C'est le moment pour l'organisme de consommer des aliments et de les décomposer en substances nutritives et en déchets. Profitez du déjeuner pour prendre votre repas le plus copieux avec des protéines, véritables briques de l'organisme, indispensables à l'entretien de nos muscles et coupe-faim naturel, qu'elles soient d'origine animale ou végétale.

Phase 2 : la régénération, de 20 heures à 4 heures du matin

Pendant la nuit, entre 20 heures et 4 heures, les processus métaboliques changent complètement. Le flux des substances nutritives apportées par l'alimentation s'épuise peu à peu. Les fonctions des organes ralentissent et l'organisme entre dans une phase de « jeûne physiologique ». Notre température corporelle baisse et le corps active un système de détoxication et de régénération en s'occupant des nutriments que l'alimentation fournit aux cellules. Là commence le processus de renouvellement des cellules (chaque jour notre corps en renouvelle plus de 10 milliards) et la production de mélatonine, importante hormone antivieillissement.

À partir de 20 heures, **le corps devient paresseux, les sécrétions digestives ralentissent et on ne métabolise quasiment plus ce que l'on mange.** L'objectif du corps est de se préparer à la régénération nocturne. À partir de là, tous les *warnings* du stockage clignotent. En conséquence, choisissez de dîner le plus tôt possible et le plus léger possible. L'idée est que vous ayez terminé votre digestion au moment du coucher. Idéalement, essayez de dîner avant 20 heures de manière à interférer le moins possible avec les processus nocturnes d'élimination et de régénération.

⟫ Quelles sont les incidences d'un dîner tardif et trop copieux ?

L'hypothermie nécessaire à la production de mélatonine et à la détoxination est perturbée par un dîner trop abondant absorbé tard. Le corps se maintient en état d'oxydation. La température corporelle reste élevée. Et cela interfère sur les processus biologiques naturels de la phase d'élimination. La production de mélatonine ne suivra pas un bon rythme et le sommeil sera de mauvaise qualité avec des réveils nocturnes, surtout entre 1 heure et 3 heures du matin. L'activité nocturne d'élimination des toxines s'avérera inefficace.

Résultat : vieillissement prématuré, stockage de matières acides, état de souffrance organique avec malnutrition cellulaire, ralentissement de l'élimination et auto-intoxication.

Il est capital de respecter cette phase-là. J'ai bien conscience que c'est le plus difficile à intégrer dans nos modes de vie. Alors dînez avant 20 heures dès que vous le pouvez. Et quand vous sortez, mangez le moins possible et restreignez l'alcool au maximum. Dites-vous que tout le sucre absorbé le soir est stocké dans votre organisme.

Phase 3 : l'élimination, de 4 heures à 12 heures

Le corps se libère des résidus toxiques et il déstocke massivement nos réserves de graisses pour donner aux organes le carburant dont ils ont besoin pour se régénérer ; du gras pour les cellules, du sucre pour le cerveau… Le matin, au réveil, il est important de prendre un verre d'eau tiède avec un peu de citron pour aider au drainage des toxines libérées et de réapprovisionner notre organisme en acides gras. D'où la bonne idée du petit déjeuner salé et surtout pas sucré.

Par ailleurs, les corps gras absorbés dans l'heure du lever empêchent l'organisme de sécréter une enzyme dont la mission est d'activer la fabrication des graisses telles que le cholestérol. En prime, un petit déjeuner salé sans sucres rapides (type viennoiseries, pain blanc, confiture...) ralentit la digestion et nous protège des pics d'insuline de la fin de matinée propices aux renflouages des adipocytes !

PRATIQUEZ LE DECRESCENDO ALIMENTAIRE

Le principe est simple : nourrir son corps en fonction de ses besoins énergétiques.

Un solide petit déjeuner salé

Ma base est de combiner du pain noir complet et du fromage de brebis ou de chèvre (pour remplacer le beurre). Quand j'ai le temps, je prépare deux œufs mollets avec du jambon et un peu de fromage de chèvre. Ou un avocat avec un œuf poché et une tranche de pain complet grillé. Quelques noix du Brésil et un yaourt de chèvre agrémenté d'un peu de pollen frais. Avec du café dont je ne peux me passer.

Un déjeuner protéiné

J'alterne protéines animales et végétales avec une préférence pour ces dernières. Mais je veille à ne pas zapper les protéines animales. Je fais beaucoup de sport et j'en ai besoin pour conserver et développer ma masse musculaire.

Mes protéines animales favorites : œuf, hareng, saumon, thon, et côté viande, un peu d'agneau et de tartare de bœuf de temps en temps. Des légumes à volonté crus ou cuits à tous les repas pour veiller à l'équilibre acido-basique.

Jamais de dessert ni au déjeuner ni au dîner. Le sucre est un poison et une drogue. Évitez-le. Vous serez en bien meilleure forme, en bien meilleure santé et votre taille vous en remerciera.

Un dîner super léger proche d'une collation

En général, je prends un potage de légumes et une salade. Et si je meurs de faim, j'ajoute un demi-avocat. Une fois par semaine au moins, je zappe le dîner de façon à faire un jeûne séquentiel de 16 heures. Mettre au repos son système digestif permet au corps de mieux récupérer et de mieux éliminer les toxines régulièrement. Ainsi, on évite l'installation d'une inflammation chronique dangereuse pour la santé.

COMMENT ON LE MANGE : LES ASSOCIATIONS VERTUEUSES ET L'ORDRE DES ALIMENTS AU SEIN DU REPAS

LES BONNES ASSOCIATIONS ALIMENTAIRES

Je ne vais surtout pas vous parler de régime dissocié car je ne crois pas au succès des régimes quels qu'ils soient sur le long terme. Je vais en revanche vous donner quelques bonnes pratiques qui respectent votre physiologie pour une meilleure digestion et assimilation des nutriments.

Pourquoi dissocier les aliments ?

La raison est assez simple : chaque nutriment a sa digestion car chaque groupe d'aliments (amidons, protéines, légumes, fruits) sollicite différentes enzymes digestives, chacun à son rythme en plus. Notre digestion se fait par étapes. **Des associations incompatibles bloquent la digestion d'un ou de plusieurs groupes d'aliments.** Les aliments non digérés qui attendent leur tour fermentent et putréfient dans notre corps engendrant des émissions de toxines, gaz, ballonnements et autres troubles de l'estomac et de l'intestin. À long terme, les mélanges indésirables entraînent une fragilité des muqueuses intestinales et créent un terrain favorable à un affaiblissement du système immunitaire et aux maladies chroniques.

Quatre grands groupes d'aliments

1. **Les amidons.** On distingue les amidons forts (pain, pâtes, riz, céréales, quinoa, sarrasin) et les amidons faibles (pomme de terre, patate douce, châtaigne, potimarron, potiron, flocons de céréales).
2. **Les protéines.** On distingue les protéines fortes (viandes, œufs, poissons, volailles, fruits de mer, fromages à pâte cuite) et les protéines faibles (légumineuses, soja, champignons, algues, tempeh, oléagineux, fromage frais de chèvre et de brebis).
3. **Les légumes**
4. **Les fruits**

»» Comment se passe la digestion des macronutriments ?

Le système digestif est un tube dans lequel se succèdent différents organes.

- **La bouche :** nos dents ont pour fonction de réduire nos aliments en bouillie (notre bol alimentaire) pour permettre le passage de ce bol vers l'estomac *via* l'œsophage. C'est donc dans la bouche que commence la digestion grâce à la salive qui contient des enzymes digestives spécifiques à chaque groupe d'aliments et particulièrement pour les amidons. D'où l'importance de prendre le temps de bien mâcher et de saliver pour préparer la digestion des aliments.

»»

- **L'estomac :** c'est un organe contenant un pH très acide grâce à l'activité de l'acide chlorhydrique et des sucs gastriques. C'est le lieu idéal de la digestion des protéines.
- **L'intestin grêle,** et plus particulièrement sa première partie appelée « duodénum », est le carrefour des digestions. Le pancréas déverse dans le duodénum un suc pancréatique contenant les enzymes capables de dégrader les trois types d'aliments et de poursuivre le travail effectué en amont dans la bouche (glucides) et l'estomac (protéines). Quant aux lipides, ils vont également subir un processus de transformation grâce à la bile stockée dans la vésicule biliaire et produite par le foie, qui va les réduire en fines gouttelettes. Ensuite vient le processus d'assimilation, c'est-à-dire le passage des trois types de nutriments vers l'intérieur de l'organisme, qui aura lieu dans la seconde partie de l'intestin grêle.
- **Le foie** est, quant à lui, un organe annexe du système digestif qui joue un rôle très important car les nutriments absorbés y sont acheminés, stockés voire transformés pour certains puis répartis en fonction des besoins. Le foie gère également les déchets de l'alimentation, médicaments, toxines... C'est notre organe de détox par excellence.
- **Le côlon** est la dernière partie du système digestif. Sa fonction est centrée sur l'élimination des déchets et des matières alimentaires non digérées.

Le rôle du système digestif est avant tout de transformer nos aliments en nutriments pour qu'ils soient assimilés par l'organisme. Une digestion perturbée peut ainsi entraver cette assimilation et l'équilibre général de notre organisme.

Les règles des bonnes associations alimentaires

Pour être en phase avec notre process de digestion, **il faut principalement éviter de consommer au même repas des protéines avec des glucides/amidons**.

— Consommez une seule protéine par repas : on ne mélange par exemple pas des lentilles (protéines végétales) avec de la viande ou du poisson (protéines animales).
— Les légumes s'associent avec toutes les catégories.
— Commencez votre repas par les aliments les plus digestes (les légumes) pour éviter la fermentation de certains aliments dans le bol alimentaire.
— Placez les crudités en début de repas car elles contiennent des enzymes qui facilitent la digestion.
— Consommez les fruits en dehors des repas : soit 30 minutes avant soit 3 heures, après afin d'éviter la fermentation dans le bol alimentaire, car les fruits se digèrent en une vingtaine de minutes soit beaucoup plus vite que les autres aliments.
— Évitez de boire de l'eau pendant le repas car l'eau dilue les sucs gastriques et a tendance à ralentir la digestion.

Les faux pas les plus courants

— Associer plusieurs protéines dans le même repas comme, par exemple, des lentilles et de la viande ou du poisson.
— Mixer protéines et glucides (du type viande + pâtes).

En résumé, les combinaisons gagnantes

— Protéines fortes + amidons faibles + légumes (par exemple : poisson + pommes de terre + haricots verts).
— Protéines faibles + amidons forts + légumes (par exemple : lentilles + riz + épinards).
— Les légumes crus et cuits peuvent s'associer avec tous les aliments.
— Quelle que soit la composition du repas, pas de dessert sucré (y compris les fruits), qui freine la digestion.

ZOOM SUR...

LES BONNES COMBINAISONS ALIMENTAIRES

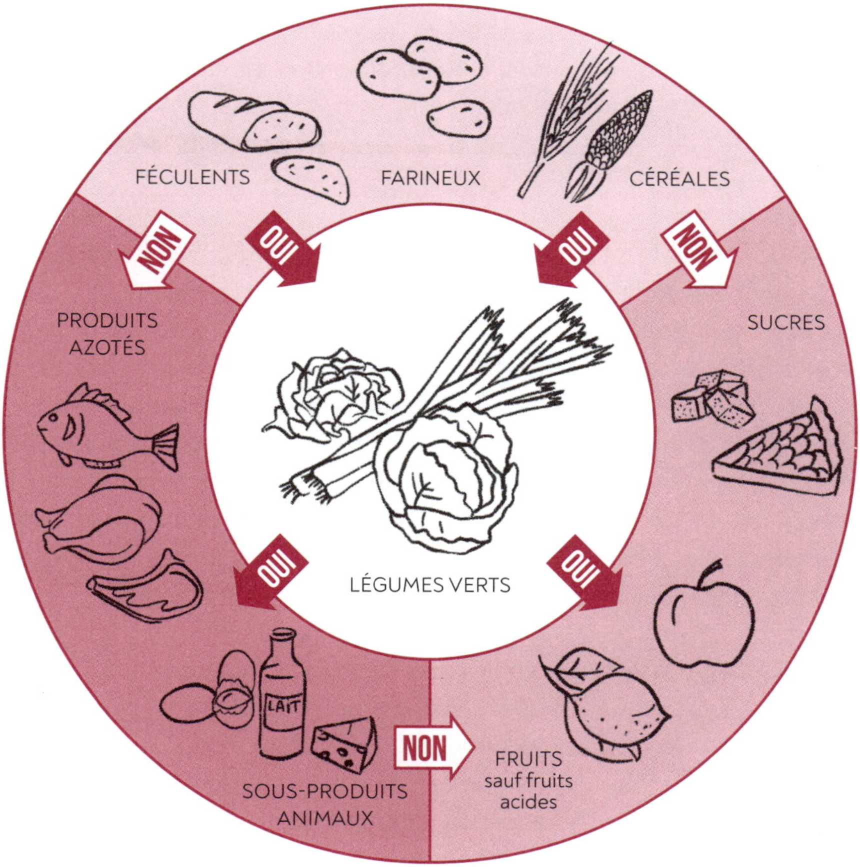

» L'atmosphère des repas est très importante

L'atmosphère que nous créons autour de nos repas fait partie du « comment on mange ». Prenez le temps de vous asseoir autour d'une jolie table sans téléphone ni télé allumée. Ne mangez pas debout dans la cuisine la main sur la poignée du frigo. Plus on mange vite sans mastiquer les aliments, moins on laisse d'opportunité à l'hormone de la satiété de faire son job et d'informer le cerveau que l'on n'a plus faim. Résultat : on mange trop.

MANGER DANS LE BON ORDRE : LES FIBRES D'ABORD

Je vous ai déjà expliqué, dans la première partie de ce livre, que le sucre en excès est l'un de nos pires ennemis. Mais nos cellules ont besoin d'énergie pour rester en vie et le glucose en est leur source prioritaire. La priorité, **c'est donc d'éliminer le plus rapidement possible l'excès de glucose de notre sang,** en lissant les pics de glucose et la glycémie. Pour cela, il existe une solution simple : changer l'ordre de ce que nous mangeons sans nous focaliser sur les calories des aliments. Pour bien le comprendre, quelques explications supplémentaires sur les liens entre glucose, glycémie, insuline et gestion du poids sont nécessaires.

Les pics de glucose, la glycémie, l'insuline et la gestion du poids

Chacune de nos cellules brûle du glucose pour remplir sa fonction dans notre organisme. Chaque seconde, notre corps brûle ainsi huit milliards de milliards de molécules de glucose, qu'il trouve essentiellement dans notre alimentation, et plus particulièrement dans les féculents et les fruits. Il est intéressant de noter que le glucose est tellement important pour le fonctionnement de nos cellules que notre corps est capable de le fabriquer lui-même si notre alimentation ne lui en apporte pas. Les cellules utilisent alors les graisses comme carburant, c'est ce que l'on appelle la « flexibilité métabolique ». Elle est intéressante car elle pousse l'organisme à brûler les graisses pour avoir du carburant. Vous pouvez donc aisément vous passer de glucides (les féculents) et de sucres. Notre organisme sait fabriquer du glucose par lui-même.

Une fois arrivé dans une cellule, le glucose a pour objectif biologique prioritaire d'être transformé en énergie. Nos mitochondries, centrales énergétiques de nos cellules, sont responsables de cette transformation. Tout fonctionne bien. Tant que la quantité d'énergie fournie correspond à la quantité d'énergie nécessaire pour fonctionner. Quand nous donnons à nos mitochondries plus de glucose que nécessaire, elles ne peuvent brûler que la quantité de glucose dont la cellule a besoin pour son énergie et pas plus. Le pic signifie que nous alimentons nos cellules trop rapidement en glucose. La vitesse de livraison du glucose pose problème quand elle est trop rapide. Que se passe-t-il alors dans notre corps quand nos mitochondries sont submergées de glucose excessif ? Un double phénomène : la production de radicaux libres et la transformation d'une partie du glucose en graisse.

Les radicaux libres sont un véritable fléau car ils abîment tout ce qu'ils touchent. Ils brisent et modifient au hasard notre ADN, créant des mutations qui activent des gènes nocifs, ils perforent les membranes de nos cellules saines et les abîment. En temps normal, nos cellules sont capables grâce aux antioxydants de gérer la présence d'une quantité modérée de radicaux libres. Quand les pics de glucose se répètent, la surcharge devient ingérable et le stress oxydatif s'installe. Nous l'avons vu, il est à l'origine, ce stress oxydatif, de l'apparition de maladies cardiaques, du diabète de type 2, du déclin cognitif, du vieillissement accéléré de notre organisme.

> ***« Ralentir la glycation de nos cellules nous aide à ralentir le vieillissement de notre corps et à vivre en meilleure santé plus longtemps. »***

Quand elles sont saturées et dépassées par les pics de glucose, nos mitochondries ne parviennent plus à convertir efficacement le glucose en énergie. Résultat, nos cellules sont affamées et nos organes commencent à dysfonctionner. Mais les dommages ne s'arrêtent pas là. Plus notre organisme est chargé en glucose, plus nous nous consumons de l'intérieur. Quand une molécule de glucose heurte n'importe quelle autre molécule dans notre corps, cela provoque une réaction chimique appelée « glycation ». Une fois glyquée, la molécule est définitivement abîmée. Les conséquences à long terme vont de la cataracte aux rides, en passant par les maladies cardiaques et la maladie d'Alzheimer. Ralentir la glycation de nos cellules nous aide à ralentir le vieillissement de notre corps et à vivre en meilleure santé plus longtemps. **L'association radicaux libres, stress oxydatif et glycation entraîne une inflammation généralisée dans l'organisme, qui devient chronique et accélère le vieillissement global.**

Pour notre santé, il est indispensable d'éliminer le plus rapidement possible l'excès de glucose de notre sang. Notre corps a la parade pour ça. Quand notre glycémie augmente, c'est le pancréas qui devient le chef d'orchestre. Il sécrète de l'insuline dont le rôle est de placer l'excès de glucose dans les unités de stockage prévues à cet effet. Nous en avons trois : le foie, les muscles, la graisse. **Et là vous comprenez le mécanisme de la prise de poids : à partir du moment où l'insuline a stocké tout le glucose possible dans le foie et les muscles, l'excédent est transformé en graisse et stocké dans nos réserves (les adipocytes).**

Notre organisme doit gérer le glucose et éliminer le fructose qui lui ne peut pas être stocké dans le foie ou les muscles mais uniquement sous forme de graisse. Cette graisse est dangereuse pour notre santé car elle s'accumule dans le foie et favorise le développement du foie gras. Alors, quand vous avez à choisir entre un aliment sucré qui contient du fructose (un gâteau) et un aliment salé (des pâtes, du fromage, des amandes...) qui n'en contient pas, optez pour le salé.

Pour vous aider, voici un indice d'un taux d'insuline trop élevé : avoir constamment faim.

Quand notre organisme finit par être surchargé par l'insuline accumulée au cours des pics de glucose, nos hormones sont perturbées. La leptine, hormone de la satiété, est bloquée. Et la ghréline, hormone de la faim, prend le dessus. Le cercle infernal se met en place, car manger provoque de nouveaux pics de glucose, un afflux d'insuline pour stocker le glucose excédentaire sous forme de graisse, ce qui accroît l'action de la ghréline. Plus nous prenons du poids, plus nous avons faim. La solution ne consiste pas à moins manger mais à diminuer notre taux d'insuline en lissant la courbe de notre glycémie.

Une question d'ordre

La priorité, vous l'aurez compris, c'est donc de lisser les pics de glucose et la glycémie. Et pour cela, il suffit de changer **l'ordre des aliments que nous mangeons : légumes puis protéines et graisses puis glucides.**

En pratique, commencez tous vos repas par des légumes riches en fibres. Celles-ci ont trois super-pouvoirs :

— elles ralentissent la décomposition de l'amidon en molécules de glucose ;
— elles ralentissent la vidange gastrique (en présence de fibres, les aliments transitent plus lentement) ;
— elles tapissent l'intestin d'un gel qui freine le passage du glucose dans le sang.

Résultat : les fibres ralentissent la décomposition et l'absorption du glucose des aliments suivants, ce qui a pour effet de lisser la courbe de notre glycémie.

C'est faisable partout et dans toutes les circonstances. Même si vous devez prendre :

— un sandwich au déjeuner ! Choisissez-le avec des crudités, des protéines (jambon) et du pain complet ou noir, et décomposez-le pour commencer par la salade. Mangez ensuite le jambon puis le pain ;
— ou un chirashi riz-saumon-avocat. Mangez l'avocat en premier, puis le saumon, et finissez par le riz.

En faisant cela, vous limiterez les dégâts sur votre glycémie.

Sur ce sujet, je vous conseille la lecture de l'excellent ouvrage de Jessie Inchauspé, *Faites votre glucose révolution* (éditions Robert Laffont). C'est passionnant, on apprend plein de choses et surtout on peut perdre du poids facilement sans se priver.

Petit bonus : le vinaigre de cidre avant le repas pour neutraliser les effets du sucre

Là aussi, c'est l'un des enseignements de l'ouvrage de Jessie Inchauspé. Le vinaigre de cidre permet de neutraliser le sucre, de lisser les pics d'insuline et donc de perdre du poids. Il a un double effet positif :

- il réduit la quantité d'insuline dans le sang, ce qui permet au corps de se mettre en mode combustion de graisses ;
- il incite nos cellules à brûler davantage de graisses.

Comment on fait ?

On dilue une cuillerée à soupe de vinaigre de cidre dans un grand verre d'eau à boire 20 minutes environ avant de consommer un aliment déclencheur de pics de glucose, c'est-à-dire tous les aliments à base de sucres raffinés (gâteaux, viennoiseries, desserts...) et les sucres lents (pâtes, riz, pain).

COMMENT ON LE CUIT : PRIORITÉ AUX CUISSONS DOUCES

Le choix du mode de cuisson est important, notamment pour les viandes : roussies et noircies, elles sont dangereuses pour notre santé. De plus en plus d'études scientifiques montrent que ces protéines altérées par la chaleur de la cuisson s'accumulent dans le tube digestif et qu'elles migrent des intestins vers le cerveau *via* le nerf vague. Cette flore déséquilibrée agresse la paroi digestive, ce qui favorise le passage des protéines altérées dans le sang, autorisant une diffusion de l'inflammation par les voies sanguines aux autres organes, dont le cerveau. C'est le syndrome de l'intestin poreux ou d'hyperperméabilité intestinale. L'inflammation se propage à partir du tube digestif vers tous les autres organes *via* la circulation sanguine.

Par ailleurs, les cuissons à forte température détruisent les vitamines dont nous avons besoin mais aussi des enzymes digestives précieuses pour notre digestion. Plus la cuisson dure, plus on perd de substances nutritives. Cuisinez *al dente* : c'est la meilleure option, y compris pour les pâtes.

Les meilleures cuissons pour notre santé et notre silhouette (peu de matières grasses) sont les basses températures comprises entre 120 et 175 °C, à la vapeur ou au four doux, pour préserver la saveur des aliments et conserver les nutriments et les minéraux en évitant le carbonisé et la friture, tous deux toxiques pour la santé.

— **Au four :** excellent mode de cuisson avec une température maximum de 180 °C (th. 6) pour préserver le contenu nutritionnel des aliments. Cela prend un peu plus de temps mais le bénéfice santé mérite cette attente. On peut cuisiner à four doux les légumes, les viandes, les poissons, les fruits...

— **En papillote :** dans un carré de papier sulfurisé (et non en aluminium), déposez vos aliments (viandes, poissons, légumes avec épices et aromates). Refermez la papillote et laissez-la cuire à chaleur moyenne.

— **À la vapeur :** cette cuisson peut se réaliser dans un four à vapeur, un panier perforé posé au-dessus d'une casserole (ce que je fais) ou bien dans un cuiseur vapeur. Elle préserve très bien la saveur et les nutriments et convient à tous les aliments. Les épices vous aideront à renforcer la saveur des aliments.

Si vous êtes adepte des cuissons à la poêle, au wok ou à la casserole antiadhésive, veillez à ne pas ajouter de matières grasses pour votre cuisson. Ce qui implique d'avoir toujours des ustensiles de cuisine neufs et bien entretenus. Attention aux vieilles poêles rayées de toutes parts qui ont l'air d'être encore utilisables. C'est du poison pour votre santé.

»» Priorité au cru et au non transformé

Choisir des aliments, c'est avant tout choisir des nutriments, ces substances nutritives qui composent les aliments (glucides, lipides, protéines, vitamines, oligoéléments). Les aliments frais et crus contiennent des enzymes qui vont aider à leur propre digestion. Une fois transformés, certains aliments peuvent révéler des tendances pro-inflammatoires nocives pour l'organisme.

“

Mangez
MOINS,
Mangez
MIEUX,
vivez plus
LONGTEMPS !

”

La restriction calorique, secret de longevité

La restriction alimentaire et calorique (sans malnutrition bien entendu) a un impact sur la longévité de notre organisme en bonne santé. C'est un véritable programme de santé. Elle prolonge la vie, prévient les cardiopathies, le diabète, les accidents vasculaires cérébraux (AVC) et le cancer.

COMMENT ÇA MARCHE ?

La restriction calorique inhibe mTOR (le chef d'orchestre du processus inflammatoire), ce qui contraint les cellules à ralentir leur activité, à moins se diviser et à recycler d'anciens composants cellulaires afin d'économiser de l'énergie et de prolonger leur survie (c'est le processus de l'autophagie). Cette inhibition de mTOR prolonge de façon marquée la durée de vie des organismes. Il y a donc un lien établi scientifiquement entre « moins de nourriture » et « vie plus longue en bonne santé ». De plus, la restriction calorique augmente l'activité de SIRT1, gène qui contrôle la réparation de l'ADN cellulaire.

« L'hypothèse la plus immédiate de l'effet antiâge de la restriction calorique est associée à la réduction du stress oxydatif en raison de la diminution du métabolisme, écrit Jean-Marc Lemaitre dans *Guérir la vieillesse*. La restriction calorique réduit la production de radicaux libres, produits par la respiration cellulaire qui attaquent ensuite les macromolécules dans les cellules, ce qui retarderait le processus de vieillissement. » Elle est indispensable à partir de 45 ans quand nos centrales énergétiques (les mitochondries) commencent à ralentir car la restriction calorique les booste. Elles s'adaptent à ces apports moindres et se mettent, tout en produisant moins de déchets, à produire plus d'énergie avec moins de calories.

En résumé, moins on mange, moins on produit de déchets de la combustion des calories, plus on réduit le stress oxydatif, l'inflammation et aussi la glycation délétère pour la qualité de nos tissus.

Plus on limite ses prises alimentaires et notamment les collations, plus nos organes digestifs peuvent se consacrer à leurs fonctions de nettoyage, d'entretien et de remplacement de nos cellules endommagées par des cellules neuves. Le gargouillement de notre intestin grêle quelques heures après un repas est le bruit de notre tube digestif vide qui nettoie ses parois.

À l'inverse, « plus nous mangeons, plus les centrales énergétiques de nos cellules, les mitochondries, sont saturées et, au lieu de produire de l'énergie, renvoient des calories se faire stocker sous forme de triglycérides dans le tissu adipeux, explique le docteur Jean-Paul Curtay dans *Vous n'aurez pas Alzheimer*. Ces triglycérides s'accumulent dans le foie et donnent des stéatoses, c'est-à-dire un foie gras. Dans la circulation sanguine, les triglycérides altèrent le fonctionnement des récepteurs à l'insuline et la tolérance au glucose, et elles contribuent aux risques de diabète. Une fois surchargées, nos centrales énergétiques produisent plus de radicaux libres, les agents majeurs du vieillissement global ».

EN PRATIQUE : MANGEZ MOINS SOUVENT

Vous pensez que c'est difficile voire impossible de manger moins et moins souvent ? En fait, c'est beaucoup plus facile qu'il n'y paraît. Je vous donne quelques astuces.

— Trois repas par jour sont amplement suffisants, avec un dîner super léger avant 20 heures (de façon à allonger le temps pendant lequel nous ne mangeons pas).

— Pas de grignotages ni de collations. La nourriture est là pour nous fournir de l'énergie et uniquement de l'énergie. Elle ne doit pas avoir de fonction de transactions émotionnelles. Autrement dit, on ne mange pas parce qu'on est triste, stressé, anxieux, parce que l'on s'ennuie, que l'on a peur…

— Divisez par deux le contenu de votre assiette.

— Évitez de vous resservir.

— Zappez la partie fromage et dessert. Une entrée et un plat sont suffisants, voire juste un plat s'il est copieux.

— Pratiquez le jeûne intermittent, également appelé le 16/8, dont l'objectif est d'augmenter le jeûne nocturne, c'est-à-dire la période privilégiée durant laquelle ont lieu les opérations de maintenance. Notre hypothalamus, compteur de calories, déclenche l'alerte après 12 heures sans manger. Le fait de jeûner active l'intensité et l'efficacité des opérations de maintenance. Il donne davantage de temps aux réparations neuronales nocturnes. Il augmente la longévité, améliore la santé et retarde les pathologies liées à l'âge, il diminue l'inflammation. **En pratique, on mange sur 8 heures et on jeûne pendant 16 heures.** Par exemple, on supprime le dîner un soir par semaine (essayez le dimanche soir, on a rarement faim à la fin du week-end).

— Équilibrez les calories avec l'effort fourni. Ne consommez pas plus de calories que vous en brûlez, le surplus va se stocker sous forme de kilos en trop.

— Mangez lentement pour redécouvrir les bienfaits de la satiété. C'est elle qui indique au cerveau quand nous arrêter de manger.

“

Il n’y a pas d’âge limite pour **PROFITER** des bienfaits de la **RESTRICTION CALORIQUE** sur la **LONGÉVITÉ**.

”

⟫ Le carnet alimentaire : 10 jours de reprogrammation

C'est un outil génial de rééquilibrage alimentaire qui permet de prendre conscience de ses bonnes et moins bonnes habitudes alimentaires sans jugement, puisque c'est vous qui le faites pour vous. C'est une bonne méthode pour prendre conscience du rôle attribué à la nourriture.

Le process est simple :

- choisissez un joli carnet pas trop gros et facile à emporter. C'est important d'écrire au stylo plutôt que de choisir une version électronique plus impersonnelle ;
- pendant une semaine minimum et deux semaines maximum (l'idéal étant 10 jours), notez tout ce que vous mangez en indiquant l'heure et l'émotion qui vous a poussé à manger à ce moment-là. Cela peut être de la faim, mais aussi de la colère, de la frustration, de la honte, de la peur, de la jalousie, de l'envie, de la tristesse, de la joie, de l'ennui, du dégoût, de la culpabilité... ;
- il est important de noter vraiment avec application tous les aliments. Nous sommes assez souvent persuadés que nous mangeons peu. En fait, quand on remplit ce carnet avec application, on se rend compte que c'est vrai certains jours, et d'autres non. Parfois, on grignote sans s'en rendre compte ou on mange par automatisme et non parce que l'on a réellement faim ;
- remplissez le carnet en étant le plus honnête possible et le plus près possible de l'émotion qui qualifie le moment où vous mangez. Vous vous rendrez ainsi compte de ce que vous mangez quand vous prenez un aliment. Manger sa colère, sa peur, sa tristesse, son ennui..., c'est donner aux aliments une autre

fonction que celle de vous donner de l'énergie. En en prenant conscience, vous allez pouvoir corriger vos habitudes alimentaires et adopter de nouveaux principes d'hygiène de vie qui vous permettront non seulement de perdre du poids (ou de ne pas en prendre) et de gagner en énergie et vitalité.

Utiliser la visualisation de ses habitudes alimentaires et comprendre le ressenti de son corps, le lien corps-esprit est essentiel à la reprogrammation alimentaire. Il ne s'agit pas de faire un régime. Loin de moi cette idée car je sais, pour en avoir testé un grand nombre, que les régimes ne marchent pas. On ne peut pas durablement vivre sous le joug de la frustration, c'est intenable. En revanche, adopter une nouvelle hygiène alimentaire où l'on choisit en conscience ses aliments et où l'on n'associe plus ses émotions à la nourriture, c'est non seulement possible mais tellement positif pour notre santé, notre longévité et notre bonne humeur !

CHAPITRE

N° 2

NOTRE CORPS A BESOIN DE MOUVEMENT POUR ÊTRE EN BONNE SANTÉ

« On se recharge avec le mouvement. »

Les 1 001 bienfaits de l'activité physique

L'activité physique et le mouvement quotidien sont indispensables à notre bonne santé. C'est même une véritable assurance santé. Notre corps a besoin de mouvement pour éliminer correctement les toxines, pour la circulation des fluides, dont la lymphe, qui est le principal canal d'évacuation des toxines. L'exercice physique accélère la circulation et permet d'éliminer toute accumulation de dépôts dans les vaisseaux. Sans mouvement, le corps se met en mode *off* : il ne brûle plus de sucre, le sang circule mal, limitant les apports en oxygène et en nutriments à nos organes et à nos tissus. La lymphe ne peut pas assurer correctement sa fonction de drainage et d'élimination des toxines. Les cartilages de nos articulations ne sont plus nourris, le transit digestif est moins bon. Nos muscles ne sont pas sollicités, avec l'âge ils fondent comme neige au soleil au profit de la masse grasse délétère pour notre santé et notre silhouette.

La sédentarité est le pire ennemi de la bonne santé et des bonnes performances de notre corps. Elle augmente des facteurs comme le surpoids, le diabète, les risques cardio-vasculaires et aussi le risque du déclin cognitif. Les études scientifiques montrent les effets délétères de la sédentarité sur le corps humain. Rester assis de longues heures génère une perte d'espérance de vie significative. Rester assis plus de 6 heures par jour réduit en moyenne l'espérance de vie de 20 % (= 16 ans de vie en moins) et les femmes sont deux fois plus sensibles que les hommes à cet effet. Elle augmente la vitesse du vieillissement global. À l'inverse, l'exercice physique active les gènes qui nous rendent notre jeunesse au niveau cellulaire. **Le corps s'use quand on ne s'en sert pas.**

> ***« Bouger 30 minutes par jour peut vous faire gagner 2 ans d'espérance de vie ! »***

Les bienfaits de l'activité physique sur notre corps sont très nombreux :

— la mise en mouvement du corps **fait circuler le sang et aussi la lymphe** qui, à la différence du sang, n'a pas de pompe extérieure. Seul le mouvement permet sa circulation. La lymphe joue un rôle important dans l'évacuation des déchets et toxines de l'organisme ainsi que dans la défense contre les agents infectieux ;

— l'activité physique **améliore les fonctions cardio-vasculaires et cardio-respiratoires** ;

— elle **stimule le système immunitaire et diminue l'inflammation** ;
— elle **maintient et développe la masse musculaire** si importante avec l'âge face à la croissance de la masse grasse ;
— elle **renforce la résistance osseuse** et nous protège à la ménopause de l'ostéoporose ;
— elle permet de **brûler des calories et de booster notre métabolisme de base** qui avec l'âge a tendance à ralentir ;
— elle **améliore le transit** en ayant un effet positif sur la flore du côlon ;
— elle **stimule la sérotonine** qui freine les pulsions, notamment de sucre ;
— elle **stimule les endorphines** et a donc un effet antistress et anti-inflammatoire ;
— elle **réduit le surpoids, le diabète**, l'hypertension et les maladies cardio-vasculaires ;
— l'activité physique régulière a aussi **un impact positif sur les fonctions cognitives** par augmentation de la neurogenèse (la formation de neurones) et l'atténuation de la neurodégénérescence (la perte de neurones) et des déficits cognitifs associés ;
— enfin, l'activité physique **améliore la qualité du sommeil** pendant laquelle nos neurones et l'ensemble de nos cellules se réparent.

» L'exercice physique nous rend plus forts !

L'exercice physique applique à notre corps un stress positif. Il augmente notre production d'énergie et force les muscles à développer de nouveaux capillaires transportant de l'oxygène. Ce faisant, le sport améliore notre santé cardiaque et pulmonaire. Il nous rend plus forts. Courir par exemple 15 minutes par jour réduit de 45 % le risque de mourir d'un infarctus et de 30 % celui de mortalité toutes causes confondues.

Le sport donne le sourire

Le sport favorise la sécrétion des hormones du bien-être : endorphine, dopamine et sérotonine.

- Au bout de 30 minutes de pratique, la libération d'endorphines procure une sensation de plaisir et de plénitude qui dure après l'effort.
- La dopamine a un effet booster qui augmente la résistance pendant l'effort.
- L'activité physique stimule la sécrétion de tryptophane, un acide aminé stimulateur de la sérotonine qui améliore notre humeur.

6 bonnes raisons de faire du sport

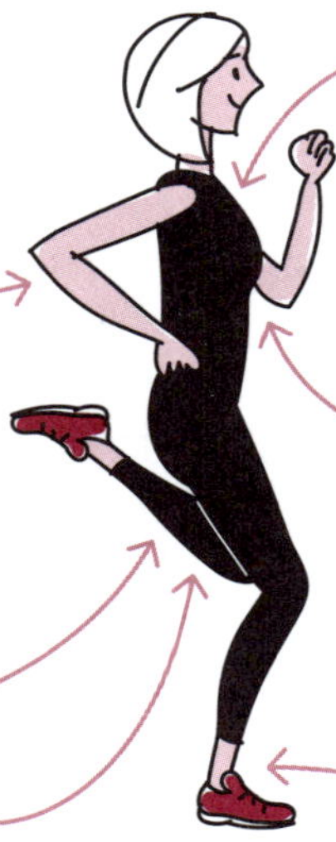

❶ Développement de la masse musculaire et augmentation du métabolisme.

❷ Meilleure oxygénation de l'organisme, amélioration de la circulation sanguine, baisse de la pression artérielle.

❸ Renforcement des os.

❹ Développement de la cage thoracique et de la capacité respiratoire.

❺ Renforcement du cœur.

❻ Renforcement des articulations, gain de souplesse.

Comment ça marche ?

Les chercheurs spécialistes du vieillissement comme le docteur David Sinclair et Jean-Marc Lemaitre, spécialiste en biologie cellulaire, ont démontré que l'exercice physique, **le mouvement sous toutes ses formes, a des incidences sur la physiologie des cellules et notamment sur les télomères dont il atténue le raccourcissement avec l'âge.** « L'exercice sous toutes ses formes atténue le raccourcissement de la longueur des télomères avec l'âge [...]. Il a un impact positif sur les cellules souches musculaires permettant leur rajeunissement, explique Jean-Marc Lemaitre dans *Guérir la vieillesse*. Tout indique que l'activité, en plus du bien-être qu'elle apporte en raison de la synthèse de certains médiateurs comme les endorphines et autres molécules apaisantes, permet de prendre soin de nos cellules et conduit à une sorte d'amélioration des grandes fonctions de l'organisme. »

Le sport active nos gènes de longévité. Pour qu'ils s'activent pleinement, l'intensité a son importance. À ce titre, le HIIT (entraînement fractionné de haute intensité) augmente la fréquence cardiaque et respiratoire, sollicitant le plus grand nombre de gènes promoteurs de la santé.

L'âge peut être très heureux à condition de lui préparer le terrain, de créer les conditions optimales pour notre corps, d'éviter tous les comportements qui accélèrent son vieillissement. La sédentarité en est un.

ZOOM SUR...

LES TÉLOMÈRES

Au bout de nos chromosomes, il y a les télomères. Leur fonction est de préserver notre patrimoine génétique. Mais à chaque fois qu'une cellule recopie son ADN avant de se diviser, elle perd un petit bout de télomère, comme une photocopieuse qui rogne les marges du document original. Tant et si bien que ces protections finissent par s'user... La cellule arrête alors de se diviser et de fonctionner normalement. Les chercheurs parlent de cellules « sénescentes », dont l'accumulation contribue au vieillissement de l'organisme.

La longueur des télomères est un bon indicateur de notre âge biologique et de notre espérance de vie. Plus ils sont courts, moins nous vivons longtemps. De nombreuses recherches sont en cours sur les boosters de télomères. L'activité physique a été reconnue comme un facteur permettant de conserver des télomères plus longs. Le docteur David Sinclair cite en référence une étude publiée en 2017 montrant que « les individus qui font beaucoup d'exercices (½ heure de jogging 5 jours par semaine) ont des télomères à l'aspect plus jeune de 10 ans que ceux des personnes plus sédentaires ».

« Il est donc bon et utile de se faire suer ! »

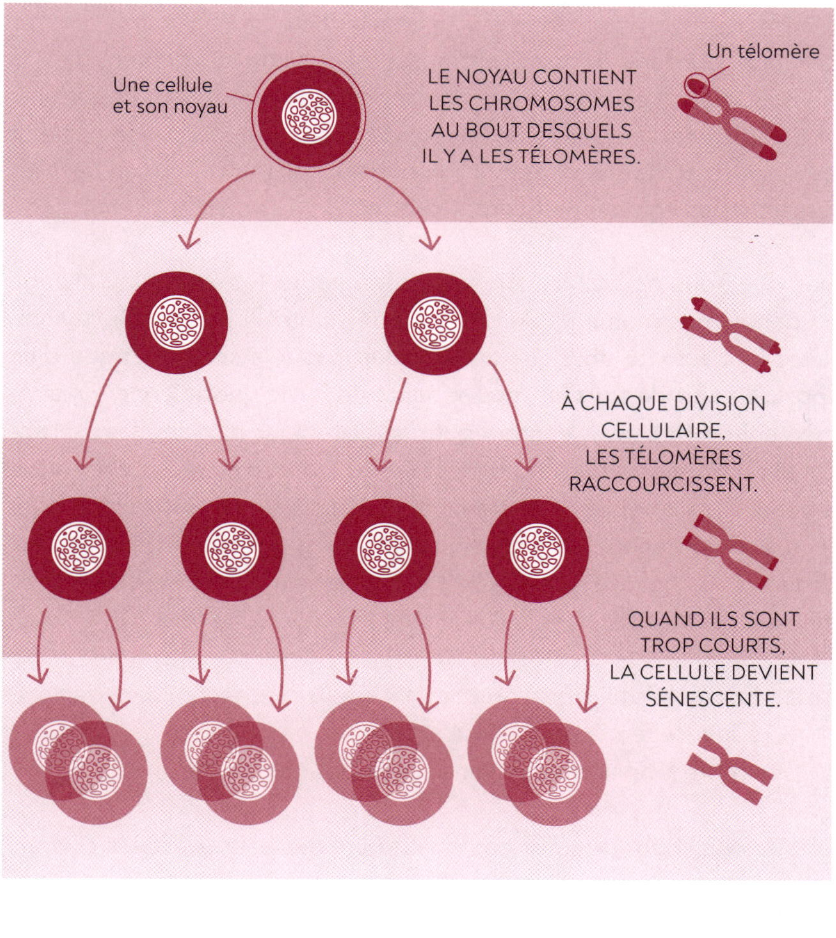

Source : Inserm.

En pratique : associer activité physique et mouvement dans la vie quotidienne

Là, nous abordons un point central qui est celui du mouvement dans la vie quotidienne en plus de l'activité sportive. Les deux sont importants et complémentaires. Faire une heure de sport cinq fois par semaine et passer le reste du temps assis à son bureau, dans sa voiture ou dans les transports en commun est contre-productif.

Dès que vous pouvez substituer la sédentarité (être assis ou allongé en dehors des moments de repas ou de sommeil) par le mouvement, faites-le. **L'activité physique ne se réduit pas à la seule pratique d'un sport. Il s'agit de tous les mouvements de la vie quotidienne** qui augmentent les dépenses énergétiques, sollicitent les muscles, les os, l'appareil cardio-vasculaire... « D'après le Fonds mondial de recherche contre le cancer, qui compile régulièrement les études sur ces sujets, pratiquer régulièrement une activité physique et réduire la sédentarité diminuent de façon significative le risque de cancers du sein, du côlon et de l'endomètre », peut-on lire dans le *Journal de l'Institut Curie* (mai 2022).

Il est important de faire concomitamment deux choses complémentaires :
- réduire le temps total passé assis ;
- rompre les périodes prolongées en position assise.

Se mettre debout ne suffit pas, il faut faire des pauses actives et donc bouger, s'étirer, faire des mouvements pour remettre l'organisme en route et faire baisser le taux de sucre dans le sang.

Comment procéder ? Intégrez, dans votre vie quotidienne, ces outils de mouvements permanents :
- des nouveaux comportements de mobilité : montez systématiquement les escaliers où que vous alliez, descendez une station de

métro avant votre destination, oubliez votre voiture pour les petites distances et faites-les à pied... ;
— regardez la télé ou des vidéos en pédalant sur un vélo d'appartement ou en faisant du step (plus facile à glisser dans un appartement) ;
— téléphonez en marchant ;
— faites une partie de vos visioconférences debout ;
— organisez des réunions mobiles ;
— levez-vous et bougez toutes les heures pendant 5 minutes ;
— profitez des positions assises pour muscler vos fessiers et votre périnée, les hommes aussi en ont un ! Bien droit sur vos ischions, serrez les fesses et contractez la vessie (à faire en continu) ;
— brossez-vous les dents en équilibre sur un pied puis sur l'autre ;
— faites l'acquisition d'un petit Bosu (demi-ballon fixé sur une plateforme ronde et rigide) avec des picots et entraînez-vous à rester en équilibre dessus pendant que vous vous maquillez ou démaquillez, que vous faites votre brushing, que vous vous brossez les dents, pendant, messieurs, que vous vous rasez... ;
— pensez au Swiss Ball, ce gros ballon qui peut faire office de fauteuil. Il vous permet de muscler en profondeur le transverse, la gaine naturelle de nos organes, meilleur allié du ventre plat et des fessiers ;
— jardinez, arrosez vos plantes et fleurs, même sur le balcon, en prenant un petit arrosoir pour faire plus de déplacements.

»» Pourquoi faut-il transpirer ?

La peau est un émonctoire, ne l'oubliez pas, et la transpiration est une excellente façon d'évacuer les toxines.

Quelles activités physiques choisir ?

Le trio gagnant, c'est un mix de cardio + musculation + étirements.

Idéalement, vous pouvez combiner 30 minutes de cardio avec 20-25 minutes de renforcement musculaire et 5-10 minutes d'étirements en fonction de votre souplesse et de votre pratique.

À quel rythme ? Le plus souvent possible et au moins 5 fois par semaine. Pour être bénéfique, le sport a besoin de régularité dans la pratique. Il est préférable de faire 30 minutes par jour que 2 fois 2 heures par semaine. Choisissez le moment qui vous convient le mieux en fonction de votre rythme. Moi, j'adore pratiquer le matin de bonne heure. Ça me donne la pêche pour toute ma journée.

J'entends les « je n'ai pas le temps ». C'est comme si vous me disiez « je n'ai pas le temps pour ma santé ». Est-ce que vraiment vous pensez ça ? Quand quelque chose est important, on trouve le temps. Qu'est-ce qu'il peut y avoir de plus important que soigner sa santé ? C'est tellement préférable à soigner une maladie ! On peut toujours faire de la place dans son planning et fixer ses priorités. Réfléchissez et vous verrez que du temps va apparaître à partir du moment où vous comprenez que l'activité physique est essentielle pour votre santé et votre longévité en bonne santé.

ENTRAÎNER SON CŒUR, LE CARDIO-TRAINING

Textuellement, le cardio, c'est l'entraînement du cœur. C'est une activité complète qui permet d'améliorer le fonctionnement de votre système cardio-vasculaire et respiratoire.

Le principe est assez simple. On pratique des exercices réguliers, progressifs et soutenus pour renforcer le muscle cardiaque et améliorer la capacité respiratoire. Les activités de cardio-training sont variées. Elles associent exercices d'endurance et contrôle de la fréquence cardiaque pour entraîner le cœur à un travail en profondeur et sur la durée. Elles se pratiquent en salle comme en extérieur, individuellement ou en groupe.

Le cardio a de multiples bénéfices sur :

— **le cœur.** Un effort modéré mais soutenu permet d'activer la pompe cardiaque. La fréquence cardiaque et la puissance d'éjection du sang par le cœur augmentent pendant l'effort. Le cœur se muscle et son rythme ralentit progressivement ;

— **la capacité respiratoire.** Lors d'efforts modérés et prolongés, il y a une meilleure oxygénation de l'organisme, la surface d'échange entre le sang et les poumons est augmentée et il y a un accroissement du volume respiratoire ;

— **le poids.** Le cardio-training a une efficacité bien réelle sur la perte de poids. Pour perdre du poids, il faut détruire des calories. Et là, le cardio-training est une arme de destruction massive. Car, fondé sur le principe de l'endurance, le cardio-training attaque les réserves graisseuses. Après la perte de poids, n'arrêtez surtout pas le cardio-training car il permet de maintenir son poids et aussi d'augmenter sa masse musculaire. Et là on met en place un super-cercle vertueux. L'augmentation de la masse musculaire entraîne une augmentation du métabolisme de repos, donc une augmentation de la dépense énergétique. Résultat, notre organisme brûle davantage de calories au repos ;

— **le diabète.** L'activité physique, en augmentant la masse musculaire, améliore la sensibilité à l'insuline. Ce faisant, elle permet de diminuer les doses d'insuline administrées. Lors de l'effort, la dépense d'énergie entraîne une augmentation de la consommation du sucre par l'organisme et une baisse de la glycémie. Attention à bien adapter son traitement à l'effort de façon à éviter l'hypoglycémie ;

— **le cholestérol.** L'activité physique d'endurance entraîne une réduction des graisses circulant dans le sang et une augmentation du bon cholestérol (HDL) ;

— **les vaisseaux sanguins.** Le cœur est renforcé par le cardio-training, la pompe fonctionne mieux. On observe alors une augmentation du volume sanguin, une meilleure dilatation des artères,

donc une meilleure irrigation et une meilleure oxygénation. L'effet sur la contractilité des veines conduit à un meilleur retour veineux ;
— **les muscles.** L'activité physique augmente le volume de la masse musculaire et a une influence sur les propriétés métaboliques et contractiles des muscles. Le muscle a un rôle déterminant dans la régulation de l'équilibre glucidique. Son volume et son activité ont une influence dans la prévention des maladies métaboliques. Par ailleurs, l'entraînement en endurance et en musculation permet également de prévenir la perte musculaire liée au vieillissement.
— **les os.** Les contraintes mécaniques exercées sur les os au cours de l'activité physique entraînent la formation de tissu osseux. L'exercice physique maintient ou augmente la densité osseuse. Par ailleurs, des activités physiques variées exercées en force ou en résistance permettent de limiter les risques d'ostéoporose à la ménopause ;
— **le mental.** La pratique régulière du cardio-training augmente la sensation de bien-être, réduit l'anxiété et le stress par l'intermédiaire de facteurs métaboliques et neurohormonaux. Et puis, quand on voit sa silhouette s'affiner, les kilos s'effacer, son énergie remonter, que l'on dort mieux et que l'on résiste mieux à la fatigue, alors on a davantage confiance en soi et on est plus optimiste.

Comment on le pratique ? Course en extérieur, tapis de course, vélo ou elliptique en salle, séances de crossfit pour les plus avancés d'entre vous. Il y a de multiples façons de le pratiquer. Essayez et vous trouverez l'activité qui vous convient le mieux. Pendant des années, j'ai pratiqué l'elliptique en salle 1 heure par jour cinq jours d'affilée. Depuis le Covid, je pratique en extérieur des séances de crossfit où j'allie de l'endurance cardio à du renforcement musculaire.

ENTRETENIR, DÉVELOPPER ET RENFORCER SES MUSCLES

Avec l'âge, les muscles ont tendance à fondre et à céder la place à la masse grasse. Ce phénomène peut être contrebalancé par du renforcement musculaire qui permet de maintenir et même de développer nos muscles.

Aujourd'hui, grâce à mon entraînement quotidien, j'ai plus de muscles qu'à 35 ans. Ma masse grasse reste faible car le muscle brûle le gras.

C'est important de ne pas laisser se développer la masse grasse à un double titre :

— les œstrogènes sont à l'origine de la répartition « féminine » des graisses, à savoir plutôt sur le bas du corps, au niveau des cuisses et des hanches. Alors que chez l'homme, c'est au niveau du ventre qu'elles se logent. À la ménopause, la baisse des œstrogènes entraîne une migration des graisses vers l'abdomen et l'apparition de graisses ventrales. Outre qu'avoir du ventre, ce n'est pas très agréable, du côté de notre santé, la graisse ventrale représente un facteur de risque cardio-vasculaire important, qui peut déclencher une résistance à l'insuline, porte d'entrée du diabète, et qui a aussi des incidences pour le sein et l'endomètre. Cette migration des graisses s'applique également aux hommes, sujets eux aussi aux modifications hormonales de la cinquantaine. Pour vous, messieurs, cela peut se traduire par des seins et des fesses plus importantes ;
— cette migration de la graisse peut être accentuée par la baisse de la masse maigre, c'est-à-dire les muscles. D'où, vous le comprenez, l'importance de pratiquer une activité physique quotidienne pour contrecarrer le ralentissement naturel de notre métabolisme et continuer à fabriquer du muscle, gros consommateur de graisses. Le muscle brûle le gras.

Les muscles peuvent se développer à tout âge par la pratique du renforcement musculaire.

Tout le monde peut le faire, sachant que dans la panoplie des exercices les plus courants et les plus modulables, vous pouvez vous adapter à votre rythme en montant progressivement en intensité. Les deux ou trois premières semaines de reprise, concentrez-vous sur la qualité des mouvements en les exécutant consciencieusement et toujours en synchronisation avec la respiration. Quand vous vous sentez à l'aise et que les mouvements deviennent faciles, vous pouvez augmenter la quantité des séries.

Les exercices de renforcement musculaire les plus usuels sont :

— la planche. C'est l'exercice roi du renforcement musculaire, le fameux gainage, car il permet de muscler de nombreuses zones du corps en même temps : sangle abdominale, ceinture lombaire, fessiers, cuisses, dorsaux, bras... ;

— les fentes avant et arrière pour muscler les fessiers ;

— le relevé de bassin pour renforcer à la fois les muscles de la sangle abdominale et les fessiers ;

— le renforcement des triceps grâce aux pompes, aux dips, pour des bras fuselés ;

— le relevé de buste pour des abdominaux en béton : allongé jambes pliées, vous remontez en position assise par la force des abdominaux et vous repartez vers le sol ;

— les abdominaux croisés pour les obliques et un joli ventre ;

— les squats pour des cuisses en béton : jambes écartées de la largeur du bassin avec les pointes des pieds légèrement écartées pour engager les adducteurs, vous basculez vers l'arrière comme si vous vouliez vous asseoir sur une chaise.

Misez sur du renfo un peu plus cardio quand vous vous sentez à l'aise :

— talons fesses : sur place, vous courez en essayant de toucher vos fesses avec vos talons ;

— montées de genoux : sur place, vous courez en montant les genoux le plus haut possible ;

— burpies : debout, vous passez en planche au sol et vous remontez avec un petit saut ;

— mountain climber : en planche à l'horizontale, vous ramenez un genou après l'autre vers votre poitrine ;

— corde à sauter.

Pour vous motiver, rappelez-vous que **le muscle est une fibre de soutien.** Alors de beaux triceps et *bye bye* les ailes de poulet sous les bras, des adducteurs en bonne forme pour des cuisses bien maintenues et une silhouette tonique, des pectoraux développés pour une poitrine ferme et galbée.

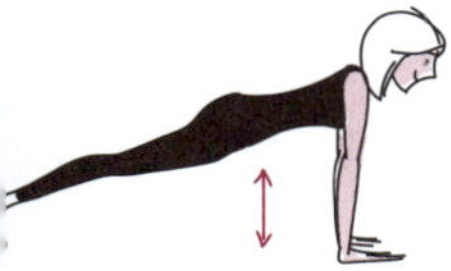

Planche

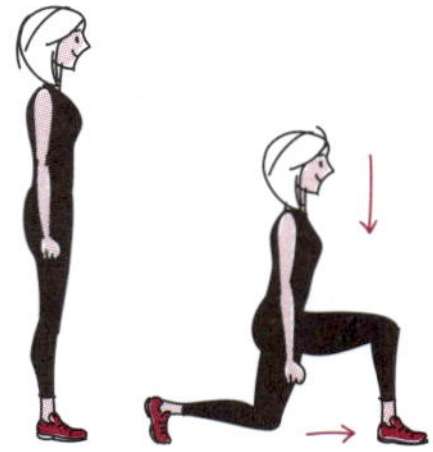

Fentes avant et arrière

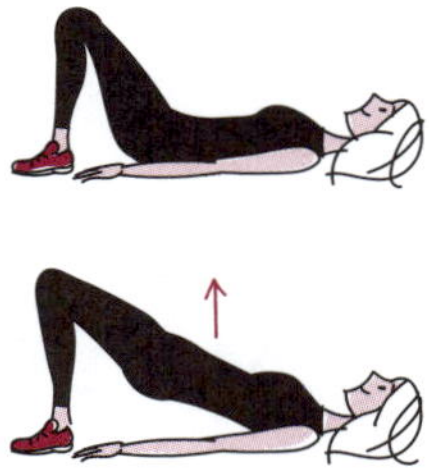

Relevés de bassin

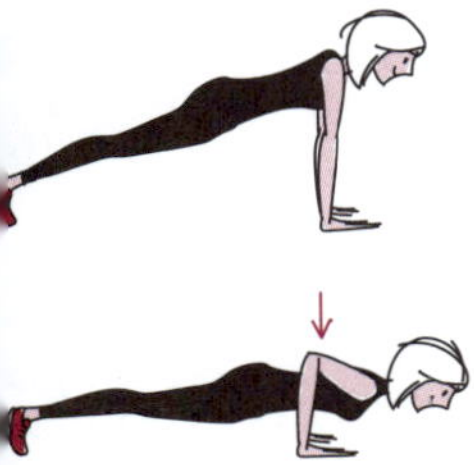

Pompes

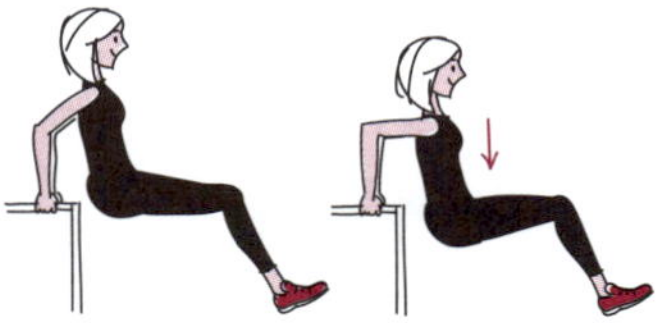

Dips

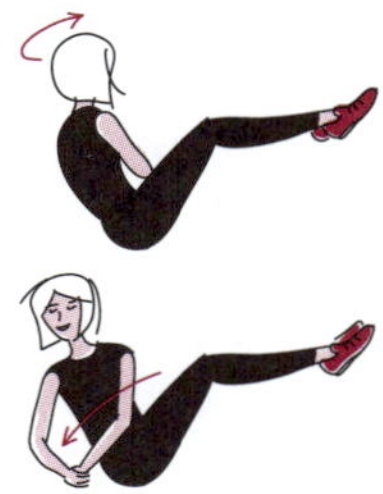

Abdominaux croisés

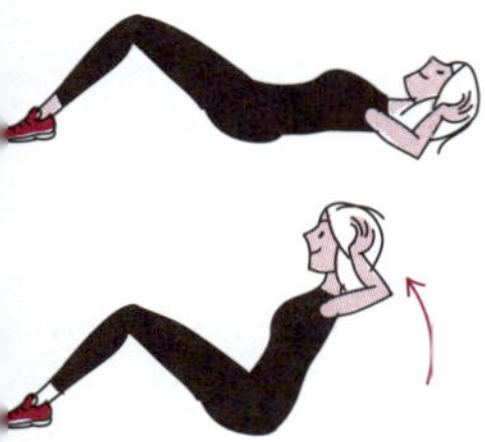

Relevés de buste

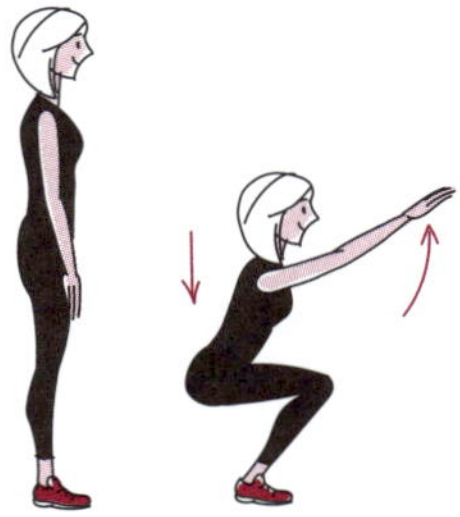

Squats

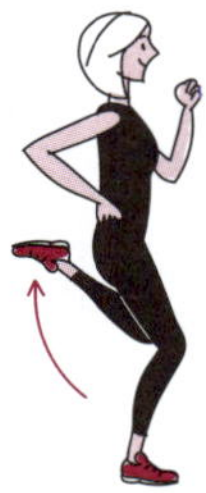

Talons fesses

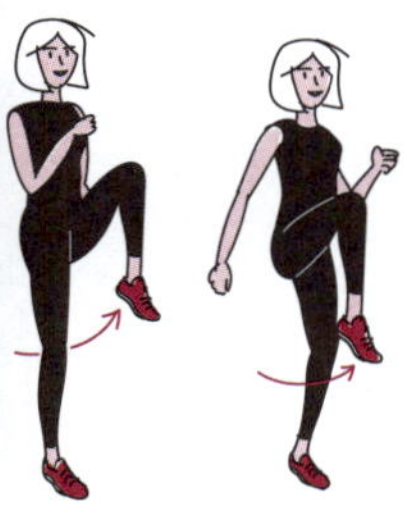

Montées de genoux

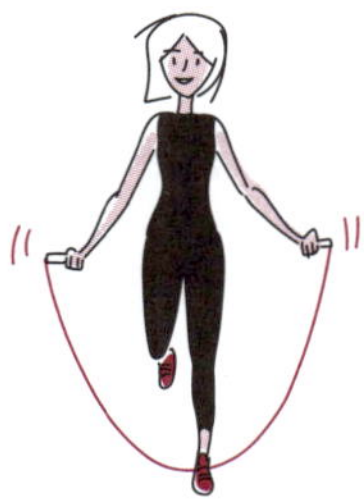

Corde à sauter

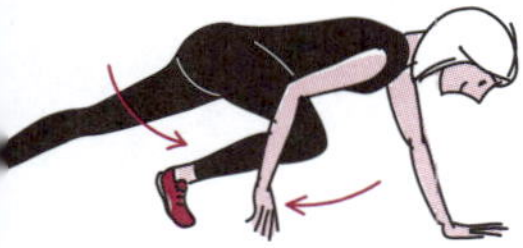

Mountain climber

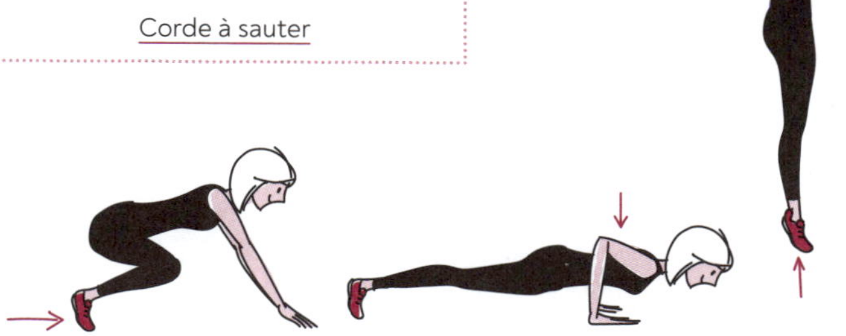

Burpies

S'ÉTIRER POUR CONSERVER LA SOUPLESSE DE SES ARTICULATIONS

Généralement, on garde les étirements pour la fin des séances de sport et on n'y prête pas grande attention, à tort !

Les disciplines qui travaillent sur la souplesse et l'autograndissement comme le yoga ou le Pilates permettent un développement plus harmonieux du corps, apprennent à respirer, à prendre conscience de son corps, à ressentir son corps de l'intérieur.

J'ai repris le sport grâce au Pilates, que j'ai pratiqué avec assiduité pendant dix ans. Je me suis fabriqué une structure musculaire profonde en béton, j'ai travaillé la souplesse de mes articulations et surtout je n'ai plus jamais eu mal au dos ! Grâce au kundalini yoga, j'ai appris à respirer vraiment, à ressentir à l'intérieur de moi, à quitter l'archi-dominance du mental pour retrouver le lien corps-esprit. J'ai appris à méditer et j'ai mieux compris la puissance et les vertus du souffle.

Oui, toutes les disciplines d'étirement du corps sont vertueuses et complémentaires du cardio et du renforcement musculaire. Elles ne s'excluent pas, elles se complètent. N'hésitez pas à essayer ces activités soit en ligne soit en cours dans des studios de yoga ou de Pilates.

»» Comment me remettre au sport ?

Pour mettre toutes les chances de votre côté, posez-vous quelques questions simples :

❶ Quels sont mes objectifs ?

- Perte de poids ?
- Redessiner ma silhouette ?
- Remise en forme globale ?
- Me déstresser ?
- Me muscler ?
- Envie de rencontrer de nouvelles têtes, de sortir de mon cercle habituel ?

❷ Quel sport me fait envie ?

Plus il sera ludique, plus vous aurez envie de le pratiquer. Et si en plus vous trouvez une copine ou un copain pour vous accompagner, c'est encore mieux pour la motivation. Toutes les activités qui font bouger sont bonnes pour notre santé : danse, vélo, foot, tennis, course à pied, marche nordique, natation...

❸ Est-il adapté à ma condition physique ?

Vous seul connaissez votre corps et vos douleurs si vous en avez. Avant de vous lancer dans un sport, faites un check-up avec votre médecin pour vérifier s'il y a des incompatibilités avec votre condition physique. Et surtout retenez un principe simple : tout sport nécessite du renforcement musculaire en complément.

❹ Puis-je le pratiquer régulièrement sans trop de contraintes ?

Je vous conseille de choisir une activité proche de chez vous ou de votre travail afin de pouvoir le faire (presque) tous les jours.

»»

Certains sports sont attrayants, mais soit ils demandent un matériel coûteux (genre le golf), soit ils se pratiquent loin dans la nature (genre la marche nordique). Pensez aussi aux activités à faire chez soi comme le yoga ou le Pilates au sol ; il y a de nombreuses formules en ligne dont le coût est raisonnable.

Petit conseil : *testez les sports qui vous tentent avant de prendre un forfait. Parfois, on est déçu ou on s'imaginait autre chose.*

La check-list médicale indispensable

Faites vérifier vos fondamentaux par le médecin avant de commencer :

1. bilan cardio-vasculaire : l'état de votre cœur et de vos artères est important ;
2. rythme cardiaque et tension ;
3. diabète, cholestérol, foie, reins, pancréas... ;
4. état de votre squelette ;
5. blessures, zones de fragilité...

Je vous recommande vraiment, si vous n'êtes pas très sportif, de faire un bilan médical avec votre médecin avant de commencer à planifier vos activités sportives, et de commencer votre entraînement accompagné par un coach en cours individuel ou collectif de façon à vous familiariser avec les séries d'exercices et d'avoir l'assurance de faire ce qui est bon pour vous. Moi, par exemple, ayant des problèmes de cervicales importants, je ne fais aucun exercice qui va exercer une trop forte pression sur le haut du corps.

»» Mon carnet de sport

Pour vous aider et vous soutenir les jours où il pleut ou ceux où vous avez une baisse d'énergie, tenez un carnet vous permettant de visualiser vos progrès. C'est un super-joker antidémotivation ! Et ce carnet de bord sportif vous permet de prendre conscience de vos progrès, d'être fier de vous, de vos progrès. Il vous permettra de mesurer le chemin parcouru et de vous remercier de tous vos efforts.

Notez-y :
- votre poids de départ ;
- vos objectifs de poids à court et moyen termes ;
- les entraînements pratiqués en listant jour après jour les exercices que vous faites, ceux qui vous paraissent faciles, difficiles ;
- votre rythme d'entraînement : nombre de jours par semaine, durée de vos entraînements.

« L'exercice active les gènes qui nous rendent notre jeunesse au niveau cellulaire. »

Dr David Sinclair

Zoom : prendre soin de ses jambes

Nos jambes sont précieuses, elles assurent notre mobilité, ainsi que notre allure. Prendre soin de ses jambes, c'est à la fois préserver le capital veineux pour éviter tous les problèmes circulatoires et entretenir leur aspect.

COMMENT MARCHE NOTRE CIRCULATION SANGUINE ?

Les artères partent du cœur et permettent la circulation du sang vers nos extrémités. Une fois en bas, le sang appauvri en oxygène doit remonter vers le haut du corps pour reprendre de l'oxygène. Ce sont les veines qui assurent le retour veineux. Il se traduit physiquement par une pression exercée sur les parois veineuses proportionnelle à la hauteur de la colonne de sang qui se trouve au-dessus de l'endroit considéré. Le retour veineux est donc facilité par la bonne tonicité des muscles situés autour des veines.

LA MARTINGALE DES JAMBES EN BONNE SANTÉ

– **La marche et le mouvement** sont essentiels à la bonne circulation sanguine et au bon retour veineux. Et ce pour une raison simple : c'est l'appui des pieds sur le sol qui active le pompage du sang dans les veines en actionnant le mollet, véritable pompe veineuse. Quand on marche, nos muscles travaillent, ils exercent à leur tour une pression sur les veines qu'ils stimulent. Le tout stimule la circulation. Idéalement, il faudrait marcher 30 minutes le matin, 30 minutes le soir en évitant les talons hauts (l'idéal = 3-4 cm). Et surtout, on évite de piétiner et de rester longtemps en position assise ou debout sans bouger.

– **L'activité physique** est aussi essentielle pour développer la musculature des jambes, les cuisses, les ischio-jambiers. Les muscles exercent une contention naturelle sur les veines. Ils aident et soutiennent le retour veineux.

• Les sports alliés des jambes : la natation, la marche nordique, le vélo, le ski de fond, le jogging.
• Le renforcement musculaire des fessiers, des ischio-jambiers et des cuisses : squats, fentes, petits sauts, exercices de barre au sol…

— **Les bonnes postures**
• On ne croise pas les jambes au-dessus du genou. Ça comprime le retour veineux.
• On évite les bains chauds, les hammams et saunas, les veines détestent le chaud.
• On surélève les pieds de son lit car pendant le sommeil, l'immobilité ralentit la circulation sanguine. Surélever les pieds du lit de 10 à 15 cm aide le sang à remonter vers le cœur.
• Le soir, quand on sent ses jambes fatiguées, on les étend contre un mur en s'allongeant sur le sol à angle droit avec le mur.
• On termine sa douche tous les matins par un massage à l'eau froide en partant des chevilles pour remonter jusqu'au genou.

— **Les aliments alliés** de la bonne circulation sanguine :
• les fruits rouges riches en vitamine P, qui en renforçant la paroi des vaisseaux sanguins, diminue le passage d'eau dans les tissus ;
• l'avocat, riche en vitamine E, puissant protecteur vasculaire, et on l'associe au jus de citron riche en vitamine C, qui agit comme cofacteur de la vitamine E ;
• les œufs, riches en vitamine E et oméga-3, qui en contribuant à l'entretien des membranes cellulaires renforcent les parois des veines ;
• les protéines, viande et poisson, qui sont la meilleure source en protéines à haute valeur biologique, indispensables à la masse musculaire, contention naturelle la plus efficace des veines des membres inférieurs ;
• les noix, riches en oméga-3 et vitamine E, doublement bénéfiques pour nos vaisseaux sanguins ;

- les fruits de mer, qui regorgent de zinc et de sélénium, deux constituants du collagène, qui procure aux veines résistance et capacité à se dilater ;
- zéro sucre : le sucre fragilise les vaisseaux sanguins, stimule la sécrétion d'insuline responsable du stockage des graisses dans les adipocytes. Et donc la prise de poids et la formation de la cellulite ;
- les herbes et aromates, pour remplacer le sel qui favorise la rétention d'eau.

– **Une bonne hygiène alimentaire** pour éviter le surpoids néfaste à la bonne circulation veino-lymphatique où :

- on surveille l'alcool (qui dilate les artères et les veines) et le sel ;
- on privilégie les antioxydants et plus particulièrement les vitamine C et vitamine E, plus les polyphénols qui fluidifient le sang, stimulent la contraction veineuse et renforcent les parois vasculaires ;
- on n'oublie pas les protéines qui contiennent du zinc et du sélénium, qui renforcent la structure de la paroi veineuse ;
- on assure un apport en potassium pour son effet drainant et son action antistockage du sel ;
- on s'hydrate et on boit de l'eau pour limiter la rétention d'eau.

– **Les massages** stimulent manuellement la circulation sanguine et celle de la lymphe très importante pour éliminer les toxines et éviter la cellulite et les œdèmes :

- drainage lymphatique manuel méthode Vodder (doux mouvements circulaires à l'aide de la main en faisant varier la pression pour booster la lymphe) ou en pressothérapie (on enveloppe les jambes du patient de longues bottes gonflables reliées à un compresseur, ce qui permet d'exercer une pression déterminée à divers endroits) ;
- massages profonds « *deep tissu* » pour décoller, faire circuler et éliminer la cellulite et les œdèmes.

— **Les collants-bas de contention** soutiennent le retour veineux, surtout si on doit rester en position debout ou assise de façon prolongée. Ils diminuent la pression veineuse en augmentant la vitesse du flux du retour veineux. Ils existent en version collants, bas ou chaussettes. Les contentions médicales à partir du type 2 sont remboursées sur ordonnance. Sinon, plein de marques proposent des soutiens de type 1, qui soulagent bien les jambes. Les fabricants ont fait d'énormes progrès dans leurs offres produits. Sincèrement, de novembre à mars, quand on porte des collants opaques, il est impossible de faire la différence à l'œil nu entre contention ou pas. En revanche, le soir, vos jambes, elles, font la différence. Moi, je n'hésite plus et je les porte tout l'automne et l'hiver.

CHAPITRE

N° 3

ÇA COMMENCE AUJOURD'HUI !

C'est le moment du livre où vous vous dites : OK, j'ai tout compris, mais comment je fais pour mettre en place dans ma vie cette méthode de reprogrammation ? Je ne sais pas vraiment par où commencer ni comment l'organiser.

J'ai cherché comment vous aider à mettre en pratique la reprogrammation de votre corps et de votre mental, à sauter le pas.

Je vous propose un coaching sur 3 semaines ; 21 jours, c'est le temps dont nous avons besoin pour changer un comportement, fixer une nouvelle habitude.

Et si on s'y mettait ?

Vos trois semaines de programme pas à pas

SEMAINE 1

Le point de départ, c'est le carnet alimentaire pour une durée de 10 jours.

Je note tout ce que je mange en précisant l'heure ainsi que l'émotion qui me conduit à manger : colère, ennui, tristesse, peur, stress, anxiété... Quand c'est la faim, vous notez « faim ». Notez tout, absolument tout ce que vous mangez, y compris les grignotages.

Ensuite, je prends quelques minutes pour me poser et identifier dans mon alimentation les erreurs à corriger : sucres, graisses, alimentation industrielle.

— Je commence par enlever la nourriture industrielle : charcuterie, pizzas, chips, gâteaux, barres de céréales, plats cuisinés, jus d'orange, sodas...

— Je privilégie les légumes, les légumineuses et les protéines maigres. Si vous manquez d'idées ou que – comme moi – cuisiner vous ennuie, je vous conseille les recettes de Perla Servan-Schreiber dans *La Cuisine de Perla*, aux éditions de La Martinière, et aussi ses petits cahiers de recettes toutes simples déclinés par saison.

Je fais un bilan de mon état de santé général.

— Bilan sanguin (en demandant une ordonnance à votre médecin) pour vérifier les grandes constantes de son métabolisme (inflammation, foie, rein, pancréas, cœur, lipides, vitamines).

— Bilan corporel : suis-je en surpoids ? Comment est-ce que je me sens dans mon corps ? Si je souhaite perdre du poids, combien de kilos ? *Quid* de mon activité physique ? De mon mouvement au quotidien ?

— Bilan psychologique : est-ce que je me sens fragile ? Vulnérable ? Ou au contraire bien ancré et en confiance ? Qu'est-ce que j'ai envie de changer dans ma vie ? Quelles sont mes craintes ?
— Bilan du miroir : comment je me trouve ? Est-ce que je m'aime ? Ou ai-je plutôt envie de changer de tête ? De look ? De vie ? De boulot ? De potes ?

J'aménage mon emploi du temps pour avoir 30 minutes rien qu'à moi le matin. Si nécessaire, je me lève plus tôt qu'à mon habitude, en le faisant par palier s'il est difficile d'avancer le réveil de 30 minutes. Cette semaine, vous pouvez commencer par vous lever 15 minutes plus tôt pour arriver en semaine 2 ou 3 à 30 minutes, et ensuite à 60 minutes dédiées rien qu'à vous le matin.

Je dédie ces 15 ou 30 minutes à l'activité physique, idéalement tous les jours. Si ça vous semble trop, commencez par 3 fois par semaine :
— 10 minutes de renforcement musculaire : abdos, gainage, squats, dips… Si je suis habitué, je fais mes séries comme d'habitude, sinon je commence par 3 séries de 10 mouvements pour chaque exercice ;
— 20 minutes de cardio en salle ou en extérieur. Si vous en avez la possibilité en extérieur, c'est mieux, on respire davantage. Vous pouvez choisir de la course, de l'elliptique, du cardio-training haute fréquence, de la natation, du rameur…, ce que vous voulez et qui vous permet de transpirer et d'élever votre fréquence cardiaque. À la fin, faites 2 à 3 minutes d'étirements ;
— si vous libérez 15 minutes, découpez-les en 5 minutes de renforcement musculaire et 10 minutes de cardio. *Idem*, ajoutez 2 à 3 minutes d'étirements.

J'introduis le mouvement dans mon quotidien en prenant l'escalier *versus* l'ascenseur partout où je le peux, je téléphone en marchant, je marche le plus possible pour mes déplacements quotidiens…

J'essaye une nouvelle activité en présentiel ou en ligne : yoga, Pilates, méditation, cohérence cardiaque...

Chaque soir, j'éteins ma tablette et mon téléphone deux heures avant d'aller me coucher pour avoir un sommeil réparateur de qualité.

SEMAINE 2

Je continue mon carnet alimentaire et j'analyse les raisons qui me poussent à manger. Je prends ainsi conscience que c'est rarement la faim mais plutôt mes émotions qui me poussent vers la nourriture. Je prends conscience de tout ce que je mange en une journée et je comprends que ces apports énergétiques ne correspondent pas vraiment à mes dépenses physiques.

— Je supprime toutes les collations à côté desquelles j'ai inscrit autre chose que le mot « faim ».

— À la fin de cette semaine 2, faites à nouveau le point sur votre routine alimentaire en gardant en mémoire que physiologiquement, nous avons besoin de 2 repas par jour (petit déjeuner et déjeuner) et d'une collation légère le soir en guise de dîner. La nuit, nous avons peu de dépenses énergétiques.

Je supprime le sucre raffiné de mes repas.

— Je prends un petit déjeuner salé.

— Je supprime les desserts du déjeuner et du dîner.

— Je repère les aliments à index glycémique bas et je fais la liste de mes aliments préférés que je garde dans mon téléphone comme liste de courses favorites.

— Je supprime les farines blanches et je les remplace par des farines semi-complètes.

— Je supprime les collations sucrées. Si vous éprouvez le besoin d'en prendre une, optez pour quelques amandes nature non salées non grillées (une dizaine).

20 minutes avant le déjeuner et le dîner, je dilue 1 cuillerée à soupe de vinaigre de cidre dans de l'eau que je bois pour lisser les pics de glucose et donc d'insuline. Ainsi j'évite le stockage dans les adipocytes (et donc les bourrelets disgracieux).

J'augmente de 15 minutes mon activité physique le matin et j'ajoute un jour supplémentaire de sport dans la semaine :

— 10 minutes de renforcement musculaire : je continue les mêmes exercices et j'augmente les séries et la répétition. Je passe à 5 séries de 15 mouvements pour chaque exercice ;

— 20 minutes de cardio, en augmentant l'intensité progressivement.

Chaque fois que je le peux, je remplace la voiture ou le métro par de la marche. Je prends l'habitude d'avoir toujours une paire de baskets avec moi ou des talons plats.

Je commence à me familiariser avec la méditation.

— Je pratique 10 minutes le matin ou le soir au choix.

— Vous pouvez vous aider de méditations guidées clé en main en ligne. Et si vous ne savez pas comment vous y mettre, je vous recommande la plate-forme de Lili Barbery (www.lilibarbery.com) qui vous propose des méditations et des cours de yoga. Ses cours sont faciles à suivre et elle ôte tous les complexes aux débutants et confirmés.

J'essaye les massages corporels détoxifiants qui travaillent en profondeur sur les tissus. Ils aident à l'élimination des toxines, font circuler la lymphe et cassent la cellulite.

J'ose un truc transgressif (que je ne me suis jamais autorisé jusqu'à aujourd'hui mais dont j'ai super envie) :

— coupe de cheveux ;

— couleur de cheveux ;

— maquillage ;

— choix de vêtements différents ;

— dîner seul au restaurant ;
— partir en voyage tout seul ;
— apprendre une langue, un sport, un art, une activité manuelle...

Osez, essayez, faites-vous plaisir !

Pour avoir un sommeil de qualité, je continue à éteindre tous les appareils électroniques 2 heures avant de me coucher.

SEMAINE 3

Je continue tout ce que j'ai mis en place les deux premières semaines et j'optimise mes rituels alimentaires, sportifs et mentaux.

Je mets en place une routine alimentaire sans sucre raffiné.

— Petit déjeuner salé.
— Déjeuner associant légumes, protéines animales ou végétales et, selon votre envie, riz semi-complet ou pâtes semi-complètes, pommes de terre...
— Dîner super léger et tôt : légumes essentiellement.
— Dès que je le peux, je mets au repos mon système digestif et je fais un jeûne de 16 heures.

J'introduis le jeûne séquentiel à ma routine alimentaire une fois par semaine.

— Je mange sur 8 heures et je jeûne sur 16 heures.
— Je supprime soit le dîner soit le petit déjeuner au choix. Je vous conseille de supprimer le dîner du dimanche soir, c'est le plus facile à enlever car on a rarement faim à la fin du week-end.

Je passe à 60 minutes d'activité physique 4 à 5 jours par semaine.

— 15 minutes de renforcement musculaire.
— 45 minutes de cardio.
— Et j'ajoute un cours de yoga, de Pilates, d'étirements...

J'ajoute 1 heure d'activité stretching dans mon planning pour mes articulations et ma souplesse : yoga, Pilates, taï-chi…

Je poursuis la méditation en essayant de passer à 15 minutes par jour et j'augmente ensuite quand je me sens prêt.

J'élargis mon cercle relationnel. J'essaye de rencontrer une nouvelle personne par mois puis j'élargis au fur et à mesure pour multiplier les nouvelles têtes autour de moi :

— soit en m'inscrivant à des activités de groupe en fonction de mes centres d'intérêt ;

— soit en commençant une nouvelle activité type yoga, jeûne, danse, natation, marche nordique…

Et voilà : en trois semaines, vous avez établi les bases de votre reprogrammation physique et mentale, vous êtes prêt pour le NEXTAGE, celui de l'âge heureux.

Gardez bien en mémoire que **la clé, c'est la régularité,** donc la discipline et la volonté qui vous permettent de tenir vos objectifs sans rigidité excessive. La volonté est importante car c'est elle qui vous permet de vous structurer pour arriver aux buts fixés. C'est elle aussi qui sait quand on peut lâcher du lest pour mieux rebondir ensuite. Oui, vous avez le droit de faire des écarts dans votre hygiène de vie. Quand c'est un écart alimentaire, l'astuce, c'est de le corriger dès le lendemain. Si vous ratez quelques séances de sport, pensez ces jours-là à marcher davantage et à manger moins.

Manger moins et bouger plus, c'est la clé de l'âge heureux, celui où votre corps est votre meilleur allié, où il vous accompagne dans toutes vos envies, où il peut répondre présent car vous avez veillé sur lui, vous lui avez donné tout ce dont il a besoin pour s'autorégénérer, s'autoreprogrammer et garder toute sa vitalité ! N'hésitez pas à essayer la nouveauté chaque fois que vous en avez envie ou qu'une porte s'ouvre. Le cerveau dépérit quand il est en mode pilotage automatique.

Vos 5 modules à la carte

Une fois que vous avez mis en place votre nouvelle routine alimentaire et sportive (que vous conservez ensuite à vie !), vous pouvez ajouter un module à la carte ou plusieurs, en fonction de vos besoins et de vos envies.

››› Ces modules peuvent être suivis indépendamment les uns des autres, ou ensemble, ou en séquentiel.

››› C'est un 100 % à la carte.

››› **À vous de jouer !**

PARTIE

N° 3

LES 5 MODULES À LA CARTE

MODULE N° 1

LE MENTAL VITAMINÉ

On parle souvent de notre mental et beaucoup moins de notre cerveau. Or ils fonctionnent de pair. Le cerveau est le centre de commandes de notre organisme (mémoire, langage, orientation, mouvement, production hormonale...). Souvent, on associe l'âge à la dégénérescence. Et ça nous fait peur. J'ai découvert que notre hygiène de vie avait des conséquences importantes pour notre cerveau aussi. En effet, il y a des aliments stars pour entretenir notre jeunesse cérébrale, des aliments à fuir à tout prix, des compléments alimentaires bénéfiques, des astuces pour optimiser son sommeil et mieux gérer le stress...

> « ***Le cerveau ne s'use que si l'on ne s'en sert pas.*** »

Notre cerveau aussi a besoin de soin et d'attention. Il fonctionne comme nos muscles. Plus on le mobilise, plus les synapses et les neurones se multiplient. La paresse est l'ennemi de la bonne santé de notre cerveau, tout comme la sédentarité met notre santé globale en danger.

Car plus on stimule son cerveau, plus on réduit les risques de déclin cognitif liés à l'âge. « Le cerveau ne s'use que si l'on ne s'en sert pas, explique le docteur Jean-Paul Curtay dans *Vous n'aurez pas Alzheimer*. Toutes les activités qui le mobilisent stimulent la circulation, la captation de glucose, la sécrétion de neurotransmetteurs, la formation de nouvelles synapses dans de nombreuses aires cérébrales et la création de nouveaux neurones dans l'hippocampe. Rester intellectuellement et culturellement actif contribue avec les autres facteurs nutritionnels, environnementaux, d'activité physique et de sommeil, à protéger efficacement notre cerveau des possibles dégradations liées à l'âge, l'inflammation, au stress, à la pollution... »

Les règles d'or pour un cerveau heureux et un mental en pleine forme

FUIR LE PILOTAGE AUTOMATIQUE, CASSER LES ROUTINES

Rien de pire que le pilotage automatique pour endormir le cerveau et perdre en acuité cérébrale. La routine est créatrice d'ennui et d'assoupissement. La curiosité, l'apprentissage de nouvelles activités quelles qu'elles soient sont positives et nous permettent de créer de nouvelles routes neuronales. Oui, vous avez bien lu. Nous pouvons continuer de fabriquer des neurones à tous les âges. C'est la pratique de nouvelles activités qui le permet. Commencer à pratiquer une langue étrangère, un nouveau sport, prendre des cours de chant, de piano, de théâtre, voyager..., peu importe l'activité, c'est la nouveauté qui stimule notre cerveau.

SORTIR DE SA ZONE DE CONFORT

Nos petites habitudes nous confortent, nous réconfortent, nous mettent en confiance. Mais parfois, elles deviennent des automatismes et génèrent de l'insatisfaction. Et si vous preniez le temps de faire le point sur ce sujet : aimez-vous vraiment votre vie ou rêvez-vous d'en changer ? Avez-vous le sentiment d'être à votre juste place ? Ne fuyez pas ces questions mais au contraire, osez vous les poser, car le mode pilotage automatique, c'est la meilleure façon de passer à côté de soi.

Notre cerveau est toujours vigilant, sur une forme de qui-vive, à propos de tout ce qui pourrait nous faire sortir de notre zone de confort. Nous craignons l'échec et l'inconfort qui en résulterait sur le plan émotionnel et physique. Nous devons donc garder un ascendant sur notre cerveau pour ne pas le laisser guider nos vies sur un chemin qui ne nous conviendrait pas juste par peur d'échouer ou de sortir de notre zone de confort. Or nous sommes paramétrés pour un état émotionnel négatif chaque fois que se produit un événement non conforme à nos attentes. À nous d'accepter ce que nous ne pouvons pas changer, de cesser de rêver d'une vie parfaite pour pouvoir voir ce qui est parfait dans celle qui est la nôtre aujourd'hui. À force de nous concentrer sur ce qui nous manque en comparant ce que nous avons à un idéal, nous créons de la frustration et ce d'autant plus si cette comparaison nous amène à regretter des événements du passé. On peut modifier nos actes uniquement dans le présent de façon à ouvrir des portes, des opportunités, des situations différentes dans le futur. Quand vous acceptez le passé de manière inconditionnelle, vous faites disparaître le ressentiment, les regrets, la colère, la culpabilité, et les émotions négatives générées par la résistance à ce qui est.

À partir de là, tout s'ouvre, car vous vous libérez des émotions négatives qui vous ont inhibé jusque-là. C'est vous qui décidez ce que vous pouvez faire et ce que vous ne pouvez/voulez pas/plus faire et non votre passé, vos parents, la société... C'est notre résistance à une situation qui crée de la souffrance. Quand on s'acharne à vouloir changer quelque chose dont on n'a pas la maîtrise, on génère de la souffrance et on entretient cette souffrance.

Je vous donne un exemple. Quand j'ai été licenciée à 52 ans, je voulais continuer à exercer mon métier dans une autre entreprise. En bonne élève, j'ai bossé mon profil LinkedIn, répondu à des offres d'emploi, envoyé de nombreux CV et lettres de motivation sans avoir aucune réponse. Je savais que le marché du travail était violent pour les femmes de 50+ mais au fond de moi, je ne l'acceptais pas. Je résistais à l'évidence et je me disais qu'il y aurait une ouverture à un moment si je me donnais du mal, si je fournissais un effort important, constant, si j'affrontais la difficulté. Ce faisant, je sapais encore plus mon estime de soi et ma confiance en moi. À un moment, j'ai dû accepter l'évidence. Il n'y a pas de place sur le marché du travail pour les personnes de plus de 50 ans. C'est une réalité. Accepter la situation telle qu'elle était même si je la trouvais profondément injuste, excluante, discriminante, m'a permis de libérer mon cerveau et de dégager de l'espace pour réfléchir à d'autres chemins de vie. Je me suis vraiment sentie libérée.

SE FORGER UN MENTAL D'ACIER, RÉSISTANT, DEMANDE DE L'ENTRAÎNEMENT ET DE L'ENTRETIEN

Une bonne option est de s'entraîner au quotidien comme le font les sportifs pour garder un corps et un mental au top. C'est un chemin qui demande de la pratique et un peu d'efforts, mais le résultat est tellement gratifiant et enthousiasmant. Quand nos pensées sont négatives, quand elles nous conduisent à nous juger sans cesse ou à nous rappeler tous nos pseudo-manquements, quand elles alimentent nos pensées limitantes et nos fausses croyances du type « je n'y arriverai jamais », « je dois être parfait dans tout ce que j'entreprends », elles créent autour de nous un champ d'énergies négatives qui s'autoalimentent. Nous sommes à l'image de notre pensée.

Ne laissez pas vos pensées limitantes, vos peurs et vos émotions vous envahir, prendre le contrôle. Prenez-les en main, entraînez-vous tous les jours à muscler votre mental comme un athlète de haut niveau le fait pour rester au top de son potentiel. Investissez du temps et des efforts sur vous. Autorisez-vous le succès, la sortie de route, les chemins de traverse pour aller à la rencontre d'une autre facette de vous, pas plus ou moins intéressante, différente, nouvelle.

Prendre soin de soi, de son énergie vitale, de son mental, de sa santé psychique, c'est avant tout honorer et respecter son être profond. L'amour de soi est souvent mal interprété. Il ne s'agit nullement de narcissisme, d'égocentrisme ou d'égoïsme, pas davantage de complaisance. L'amour de soi, c'est ouvrir la porte et s'autoriser un nouveau regard sur soi indispensable pour une réconciliation profonde avec soi-même, avec son être. À tout instant, nous pouvons créer cette relation bienveillante et attentive à nos besoins, qui est la base de l'estime de soi.

Cela suppose :

— de s'affranchir des croyances limitantes des autres que nous laissons parfois infléchir nos convictions et étouffer le sentiment de ce qui nous semble possible ;

— de se forger la conviction que nous sommes capables de tout car nous croyons en nos capacités ;

— d'être prêt à tenir dans la durée les efforts nécessaires à l'accomplissement des objectifs que nous nous sommes assignés ;

— de décider d'accepter de manière inconditionnelle toutes les situations et circonstances de la vie qui ne peuvent pas être modifiées et qui échappent à notre contrôle ;

— de comprendre et d'intégrer que notre objectif n'est pas le but en lui-même. C'est la personne que nous devenons en cherchant à réaliser notre objectif qui est plus importante et pas ce que nous faisons. Ce point est super important car il permet de se débarrasser de la peur de l'échec. Eh oui, **à partir du moment où on lâche prise sur le résultat et que l'on se concentre sur le chemin, la perception de la réussite se modifie**. Quel que soit le résultat de notre action, nous apprenons, nous évoluons et nous devenons plus compétents que par le passé. Ne pas atteindre notre objectif lorsque nous avons tout donné jusqu'au bout est très différent que de baisser les bras lorsque la situation ne s'engage pas comme prévu. En programmant notre logiciel personnel dans ce sens, nous récoltons des fruits utiles – résilience, autodiscipline, rigueur... – à nos futurs objectifs, y compris ceux que nous n'avons pas encore imaginés.

LES 3 COMPOSANTES DE L'ESTIME DE SOI : S'APPRÉCIER, S'ACCEPTER, S'AIMER

Souvent, on confond l'estime de soi avec la confiance en soi. Or ce sont deux notions différentes. L'estime de soi, c'est la reconnaissance de sa propre valeur là où la confiance en soi est la reconnaissance de ses compétences.

L'estime de soi est le sentiment d'avoir de la valeur et d'honorer sa valeur, de reconnaître ses mérites, de s'autoriser l'amour, les succès, la réussite. C'est réussir à intégrer à l'intérieur de soi sa valorisation personnelle *versus* aller chercher à l'extérieur dans le regard de l'autre sa propre valeur. C'est une pratique qui requiert une grande lucidité sur soi. C'est à la fois se connaître, s'apprécier, s'accepter et s'aimer. C'est mettre en application l'amour de soi si important pour ensuite être capable d'aimer autrui.

> **« *Celui qui s'aime ne fera pas souffrir quelqu'un d'autre.* »**
>
> Bouddha

La première étape consiste à se débarrasser de ses fausses croyances, des habitudes et des comportements ancrés en soi depuis si longtemps parfois que certains peuvent être devenus une seconde nature. Déposer les armes, reconnaître ses peurs, ses doutes, ses fragilités, ses ombres, demande du temps et du travail sur soi. Ça ne se fait pas en un claquement de doigts. Souvent, nous avons besoin d'être accompagnés sur ce chemin qui peut être douloureux à certains moments et tellement libérateur à d'autres.

Surtout à partir du moment où il devient clair que finalement, notre espace de choix est assez simple : soit nous nous adaptons aux situations qui se présentent à nous, soit nous souffrons de ce qui nous est imposé. Résister à ce qui est quand nous n'avons aucun levier d'action ne peut qu'aboutir à la souffrance. Et l'intensité de notre souffrance sera proportionnelle à notre degré de résistance au moment présent.

Prenons un exemple. Un patron toxique. Ça m'est arrivé. J'arrivais à peu près à comprendre son mode de fonctionnement mais pour autant, je détestais travailler avec lui car je sentais les ondes négatives qu'il émettait en permanence même quand il essayait d'être sympa. C'était tellement à l'opposé de sa personnalité que cela en était comique. Sauf que le résultat était une tension permanente dans les réunions, bridant la créativité des équipes et créant beaucoup de découragement et la fuite des meilleurs. Il se comportait ainsi car sa vie était construite autour de gigantesques frustrations dont nous n'étions pas responsables. Il me restait deux options : rester et subir sa toxicité et tout le négatif généré, ou bien partir, prendre le large pour éviter de m'imposer la souffrance d'une tierce personne qui n'était pas la mienne et que je ne pouvais pas changer. Partir fut un acte d'amour envers moi-même. J'ai apprécié la situation avec le plus de rationalité possible et je suis arrivée à la conclusion que je ne pourrais jamais le changer, que c'était le boss et donc que seule la tangente me redonnerait ma liberté de pensée, ma joie de vivre et mon estime de soi. J'ai lâché prise, je n'ai pas résisté à cet état de fait que je constatais de façon récurrente. J'ai accepté que la seule façon d'échapper à tout ce négatif qui me plombait était de prendre le large, et c'est ce que j'ai fait. Ce fut un vrai choix, difficile, douloureux, aux conséquences multiples que je n'ai jamais regrettées.

S'apprécier, s'accepter, s'aimer, c'est chercher à se faire du bien, à prendre soin de soi, à développer envers soi de la compassion. Cette autocompassion est très importante car elle nous incite à l'indulgence envers nous-mêmes, elle nous conduit à accepter nos vulnérabilités et nos fragilités. Petit à petit, nous nous donnons le droit de ne pas être parfaits. Nous comprenons le piège de la perfection qui nous enferme dans l'insatisfaction chronique et nous bloque tout accès à l'instant présent, ce « maintenant » qui devrait être notre résidence principale.

La perfection se nourrit du passé sous forme de souvenirs anciens où nous aurions pu mieux faire, et du futur, ce présent imaginé, où nous nous focalisons avec acharnement sur nos objectifs et les résultats avec en arrière-plan une peur de ne pas y arriver.

La conséquence, c'est que nous nous définissons dans et par ces résultats. Nous n'avons plus de distance entre ce que nous faisons et ce que nous sommes. De cette confusion des espaces peut naître la fatigue d'être soi, l'épuisement professionnel et personnel. Honorer et accueillir l'instant présent, c'est accepter de vivre sans faire en permanence référence à la mémoire et à l'anticipation. C'est difficile car le passé nous lie à notre identité et le futur comporte une promesse de satisfaction. C'est un travail, un exercice, qui demande de la discipline et de la régularité.

NOURRIR ET RENOUVELER SON RÉSEAU RELATIONNEL

Nous ne sommes pas responsables du choix de notre famille. En revanche, nous le sommes de notre entourage en ce sens où nous choisissons notre écosystème affectif et relationnel. Nos relations aux autres, intimes, proches et moins proches, sont une charge émotionnelle importante, que l'on en soit conscient ou pas. Nous tissons autour de nous un écosystème affectif qui interagit avec nous en permanence. Il peut nous nourrir, nous aider à avancer et à nous développer, être un *booster* d'épanouissement ou au contraire nous plomber, nous freiner, nous parasiter d'énergies négatives, toxiques. En un mot, nous empêcher, nous restreindre.

La toxicité est un fléau important dans notre système relationnel car elle n'est pas forcément visible aux premiers abords. Elle est insidieuse et peut prendre de multiples formes, pas toujours évidentes à repérer. Rien ne vous oblige à supporter des environnements ou des personnes toxiques. Vous n'êtes pas obligé d'avoir le même entourage toute votre vie. Vous avez le droit de changer votre réseau amical, professionnel et amoureux à partir du moment où il ne vous convient plus. Rien ne nous oblige à rester dans un cadre qui ne nous convient plus, avec des personnes dont nous ne partageons plus les valeurs ou les centres d'intérêt. Nous avons le droit de changer. Notre écosystème affectif et relationnel est le reflet de notre état d'esprit. Certains liens se défont et cela ne doit pas vous entraîner dans des abîmes de culpabilité. D'autres se créent.

“ *Autorisez-vous cette liberté de circulation.* ”

Le lien social est super important. Allez vers des inconnus pour vous ouvrir à de nouvelles idées, de nouveaux horizons. Élargissez vos cercles d'amis, de connaissances, essayez de nouvelles activités qui vous ouvriront les portes de nouvelles amitiés. On ne fréquente pas les mêmes personnes toute sa vie et c'est bien normal.

Vous avez le pouvoir de choisir votre « *dream team* », de circuler entre plusieurs univers et types de personnes. Vous avez le droit de dire NON, de refuser ce qui vous empêche et vous entrave, ce qui vous ennuie et vous pèse. C'est le privilège de l'avancée en âge, le discernement et la mesure de la contrainte, du niveau acceptable.

La solitude et le repli sur soi ne sont pas de bonnes options en ce sens où elles ont pour conséquences de rétrécir votre champ des possibles, vos opportunités, avec le risque de vous enfermer dans votre passé. Qu'est-ce que la chance finalement si ce ne sont des opportunités que nous aurons su saisir au bon moment ? Comment susciter ces opportunités si on reste enfermé chez soi, replié sur un univers rétréci ? La tentation peut être forte d'arrêter de faire des efforts pour aller à la rencontre de nouvelles personnes, de nouveaux univers, surtout si l'on a subi un choc émotionnel difficile comme la perte de son emploi, de son conjoint.

Je crois en la force et en la puissance de l'optimisme. On ne naît pas forcément optimiste mais on peut le cultiver et l'adopter comme ligne directrice de vie. J'ai commencé à le pratiquer à l'aide d'un exercice tout simple qui consiste, le soir avant de m'endormir, à passer en revue ma journée à l'envers et d'en apprécier les meilleurs moments. Je sélectionne trois faits de ma journée qui m'ont apporté de la joie, du plaisir ou de la fierté et je remercie, j'exprime ma gratitude. Porter son attention sur le positif de sa journée rend la vie plus belle, nous donne force et confiance.

Choisir l'optimisme comme clé d'interprétation de son quotidien, c'est s'autoriser à choisir la nouveauté, le neuf. C'est faire la part belle à l'impromptu, à la surprise, et créer les conditions de sa réalisation. C'est voir le verre plutôt à moitié plein qu'à moitié vide. Je vous assure, ça change la vie de changer de prisme de lecture, de décoder les événements sous l'angle du message à recevoir.

Les outils du mental équilibré

Bien équilibrer son mental, prendre soin de sa santé psychique, c'est une affaire d'entraînement et de pratiques. Nous avons à notre disposition un certain nombre d'outils qui fonctionnent.

LES PRATIQUES

LA MÉDITATION

C'est un moment de pause que nous nous accordons et pendant lequel nous observons ce qui se passe à l'intérieur de nous, notre état émotionnel, physique et énergétique. C'est cet état d'observation sans jugement qui nous permet d'accueillir l'instant présent. Elle nous donne accès à la conscience du moment présent. Elle favorise la prise de conscience de ce qui est là, des émotions en présence. Ensuite, nous pourrons les relâcher, les déposer. **La méditation nous aide à cultiver notre capacité de discernement.** Elle s'articule autour de la respiration. Notre attention ayant besoin de se fixer sur une cible, le souffle en est une de choix, surtout lorsqu'il est lent et profond, car il procure un état d'apaisement.

Un des grands faux amis à propos de la méditation, c'est cette idée que pour méditer, il ne faut penser à rien. C'est faux et impossible. On ne peut pas débrancher la pensée. On peut, en revanche, chercher à se placer dans un état d'observation comme si on se plaçait à l'extérieur de soi et que l'on se regardait. Les pensées continuent d'arriver, mais au lieu de les saisir et de les traiter, on les laisse passer. On les regarde passer. Je sais que cela paraît un peu étrange, mais en fait, rien ne peut remplacer la pratique.

Il existe de multiples versions de la méditation. Essayez-les jusqu'à trouver la vôtre, celle qui vous convient et que vous aurez plaisir à pratiquer tous les jours. Vous pouvez mélanger plusieurs techniques et vous fabriquer votre propre cocktail. La méditation, **c'est un véritable rendez-vous avec soi-même.** Ancrez ce moment dans votre vie quotidienne de façon régulière, choisissez pour ce faire un lieu propice à ce rendez-vous intime, un lieu où vous serez tranquille, seul, avec l'assurance de ne pas être dérangé.

Ce n'est pas un exercice facile à appréhender. Il requiert de la pratique et de la persévérance. Ne vous fixez pas des objectifs trop ambitieux au départ. Commencez par 5 ou 10 minutes, puis laissez-vous emporter par l'exercice. Certains jours, vous aurez envie d'une pratique plus longue que d'autres et c'est OK.

LA VISUALISATION

C'est un outil qui permet de clarifier ses intentions et de leur donner vie *via* leur représentation. La visualisation peut prendre différents aspects. Mon favori reste le « *vision board* », qui permet de représenter ses objectifs, ses rêves, les éléments clés de son chemin de vie. Il consiste à représenter ses rêves à partir d'images découpées dans les magazines que l'on colle sur une grande feuille de papier. On peut le faire aussi en version électronique si on préfère. Ça marche tout aussi bien. Visualiser permet de matérialiser, de représenter son objectif et ainsi de créer un champ énergétique favorable à sa réalisation. À force de visualiser nos intentions, notre mental va trouver les moyens de les faire advenir car notre cerveau est malléable et ne fait pas la différence entre le réel et le rêve.

L'EMDR

L'EMDR *(Eye Movement Desensitization and Reprocessing*, désensibilisation et retraitement par les mouvements oculaires) est un moyen thérapeutique pour stimuler un mécanisme d'autoguérison présent en chacun de nous. Ce mécanisme neuro-émotionnel déclenché par les mouvements des yeux permet de dépasser des vécus traumatiques non digérés responsables de divers symptômes, parfois très invalidants. On peut ainsi soigner des séquelles traumatiques même de nombreuses années après. Lorsqu'un traumatisme survient, le cerveau n'arrive pas à traiter l'événement dans tous ses aspects. Il reste fragmenté dans la mémoire et est susceptible d'être réactivé par n'importe quel fragment rencontré au quotidien. Il est à l'origine des troubles qui s'ensuivent dont les troubles de stress post-traumatique qui peuvent prendre naissance dans des événements comme un deuil, un divorce ou une rupture, des accidents, des maladies, du harcèlement, des maltraitances physiques, psychologiques, sexuelles..., tout événement vécu comme un facteur de stress intense ou d'effroi dépassant notre capacité à y faire face seul et face auquel on se sent impuissant. C'est une psychothérapie qui se pratique avec un praticien formé et diplômé en EMDR.

L'EFT

L'EFT (*Emotional Freedom Techniques*, techniques de libération émotionnelle) est une pratique psycho-énergétique de libération des émotions qui utilise les méridiens énergétiques chinois. C'est un outil qui aide à se libérer des émotions négatives en tapotant des points spécifiques d'acupuncture. Cette méthode a pour but de nous libérer de nos peurs et de nos blocages psychologiques, de traiter les émotions négatives qui en résultent comme la colère, la tristesse, le chagrin, la culpabilité…

Pratique psychocorporelle, l'EFT, également appelée « *tapping* », s'appuie sur la force du lien corps et esprit pour apporter un soulagement émotionnel rapide et durable en traitant la cause de l'émotion négative. Selon Gary Craig, son fondateur, toutes les émotions négatives sont provoquées par une perturbation de l'équilibre énergétique du corps. Notre corps est parcouru par des circuits énergétiques qui peuvent être fortement perturbés en cas de choc émotionnel entraînant des émotions négatives qui peuvent être supprimées en rétablissant l'équilibre énergétique du corps. Ce rééquilibrage se fait en tapotant du bout des doigts les extrémités de certains méridiens énergétiques permettant ainsi à l'énergie de circuler normalement. Résultat, la charge émotionnelle associée au souvenir traumatique diminue, ainsi que notre attitude face au problème concerné. Je la pratique régulièrement depuis trois ans avec ma thérapeute et je mesure combien cet outil m'aide dans la résolution de nombreux conflits émotionnels que je portais depuis longtemps et qui avaient résisté au travail d'analyse plus traditionnel. Mon conseil : familiarisez-vous avec cette technique accompagnée par un thérapeute au départ de façon à bien comprendre comment formuler les phrases sur lesquelles pratiquer le *tapping*.

L'ALIMENTATION : LES *DOS* ET LES *DON'TS* POUR CONSERVER UN CERVEAU EN PLEINE FORME

Le lien intestin-cerveau a été démontré par de nombreuses recherches scientifiques. Cet axe intestin-cerveau a amené les scientifiques à qualifier les intestins de deuxième cerveau tant ce qui se passe dans nos intestins remonte au cerveau par le nerf vague notamment. Alors adoptez dès que possible une hygiène alimentaire vertueuse pour votre santé, vos intestins et votre cerveau. « Nous sommes ce que nous digérons. »

J'élimine :

— les viandes rouges très inflammatoires ;
— le beurre et la cuisine au beurre ;
— les pâtisseries ;
— la nourriture industrielle hypertransformée ;
— le sucre raffiné ;
— le sel ;
— la sédentarité.

Je garde et je développe les aliments chouchous de la mémoire :

— les légumes verts à feuilles : salades, épinards, choux, blettes. Ils apportent un maximum d'antioxydants, de minéraux, de fibres et de vitamines B. La dose = 1 portion par jour ;
— les légumineuses : lentilles, pois chiches, soja, haricots, fèves... Ce sont les glucides favoris du cerveau, de la vitamine B et du magnésium. La dose = 3 fois par semaine ;
— les oléagineux : amandes, noix, noisettes... Ils apportent de bons acides gras, de la vitamine E et du sélénium. La dose = 5 fois par semaine ;
— les fruits rouges : fraises, framboises, groseilles, mûres, cassis. De super-antioxydants pour lutter contre le stress oxydatif. La dose = 1 poignée par jour ;
— les poissons et plus particulièrement les petits poissons gras riches en oméga-3 : maquereaux, anchois, sardines, harengs. La dose : 1 à 2 fois par semaine ;

— les céréales semi-complètes : pain, pâtes, riz, semoule. Ils sont riches en fibres, en acides aminés et en vitamines B. La dose = à chaque repas ;
— les protéines maigres : viandes blanches, œufs, de préférence mollets. Pour leurs vitamines et acides aminés. La dose = 2 fois par semaine ;
— l'huile d'olive, antioxydante et anti-inflammatoire. La dose = 1 cuillerée à soupe au déjeuner et au dîner ;
— et aussi les huiles de colza, de noix et de cameline, qui se consomment crues et ne peuvent pas être chauffées. La dose : à associer avec l'huile d'olive ;
— les laitages peu gras, en privilégiant ceux au lait de brebis et de chèvre. La dose = 2 à 3 fois par semaine.

Je surveille :

— le café ;
— l'alcool ;
— le gluten, qui peut favoriser une porosité anormale de l'intestin et fragiliser la perméabilité intestinale, vecteur de la diffusion de l'inflammation vers les autres organes *via* la circulation sanguine.

Les vitamines du cerveau

Voici les vitamines de base à prendre pour pallier les limites de notre alimentation et l'omniprésence de la pollution, qui nous amènent à surutiliser nos réserves en antioxydants.

- Vitamine D, à prendre avec des graisses et plutôt au dîner.
- Zinc, sous une forme biodisponible car c'est le micronutriment le plus mal absorbé. Privilégiez le picolinate de zinc.
- Magnésium, à prendre idéalement matin, midi et soir car nous en avons besoin toute la journée. C'est le spécialiste de l'équilibre nerveux.
- Vitamine C, un puissant anti-inflammatoire, à prendre en cure.
- Oméga-3.

⟫ Les questions à se poser pour un cerveau au top

- Est-ce que votre alimentation est inflammatoire, à savoir : riche en viandes et protéines animales, pauvres en végétaux, fibres et polyphénols ?
- Consommez-vous la partie roussie des viandes, des poissons, des légumes… ? Êtes-vous adepte des fritures et des barbecues ?
- Consommez-vous des produits industriels ultratransformés riches en acides gras trans, graisses saturées, sel, sucres rapides… ?
- Les fruits et légumes que vous consommez sont-ils bio ?
- Êtes-vous en surpoids ?
- Êtes-vous sédentaire ? Passez-vous de longs moments assis chaque jour ? Combien d'heures de sport faites-vous par semaine ?
- Comment dormez-vous ? Êtes-vous sujet aux apnées du sommeil ?
- Êtes-vous sensible au stress ou soumis à de fortes tensions fréquemment ?
- Fumez-vous ?
- Comment est votre consommation d'alcool ?
- Souffrez-vous de diabète ? D'hypertension ?
- Avez-vous une vie sociale active ? Entretenez-vous régulièrement votre réseau amical et professionnel ?

Faites ce rapide check-up de vos habitudes et commencez dès aujourd'hui à corriger ce qui a besoin de l'être. À partir de 50 ans, prenez l'habitude de faire un bilan sanguin global tous les ans pour vérifier que vos constantes sont bonnes et que vous ne souffrez d'aucune carence de vitamines ou de déséquilibre métabolique. Les analyses sanguines sont une mine d'informations sur votre santé et elles vous permettent de monitorer votre santé d'une façon personnalisée, proactive et préventive.

MON PROGRAMME
pour un cerveau en pleine forme

- Je pratique tous les matins environ 20 à 30 minutes de méditation.
- Je supprime de mon alimentation tous les aliments trop inflammatoires comme la viande rouge, la charcuterie, le beurre, le sucre raffiné.
- Je consomme des protéines animales : poissons, œufs et un peu de viande blanche de façon raisonnable.
- Je fais des cures de vitamine D, de magnésium et de zinc régulièrement.
- J'entretiens mon activité cérébrale par la lecture, l'apprentissage de nouveaux jeux ou disciplines.
- Je pratique l'EFT avec ma thérapeute toutes les semaines pour me libérer des émotions négatives qui me pèsent.
- Je surveille ma consommation d'alcool et de café.

MODULE N° 2

DÉTOX ET JEÛNE

Le cœur de notre vitalité et de notre santé se trouve dans nos intestins. L'intestin est un organe majeur de notre organisme, que le corps médical considère de plus en plus comme notre deuxième cerveau. Eh oui, le cerveau et l'intestin travaillent main dans la main. Ça vous étonne ?

Le nerf vague est la voie de communication la plus importante et la plus rapide entre l'intestin et le cerveau. Il traverse le diaphragme, passe par le médiastin (la région entre les poumons, qui contient notamment le cœur), longe l'œsophage, monte dans le cou et arrive au cerveau. Ce nerf, c'est la ligne téléphonique qui relie l'intestin à la centrale cérébrale et lui permet de rendre compte de ses impressions. Le cerveau, quant à lui, utilise ces informations pour se faire une idée de ce qui se passe dans notre corps. L'intestin, en effet, est au cœur de la bataille. Il connaît toutes les molécules de notre dernier repas, attrape les hormones qui se baladent dans notre sang, prête une oreille attentive au bourdonnement des bactéries intestinales, prend des nouvelles de nos cellules immunitaires… Il est aux premières loges pour donner ensuite au cerveau toutes les informations dont il a besoin.

> ***« C'est la raison pour laquelle nous sommes ce que nous digérons. »***

Comme tous les êtres vivants, nous avons besoin d'aliments pour vivre. C'est en les digérant que nous les transformons en micronutriments capables de passer et d'agir dans tout notre organisme. Pour assurer cette fonction, **notre système digestif travaille comme une véritable usine de démontage alimentaire** qui va absorber les protéines, les graisses, les glucides, les vitamines, les sels minéraux. Bref, tous les éléments indispensables à notre santé transitent par l'intestin. Il est donc le réceptacle des nourritures qui nous construisent et qui nous réparent.

À la découverte de nos intestins et de notre microbiote

Il y a urgence à mieux connaître cette vie intérieure, à acquérir une meilleure compréhension de ce qui se passe dans notre organisme.

Notre intestin, c'est une barrière de haute précision : il permet le passage dans le sang des molécules nécessaires à l'organisme et bloque l'entrée des molécules indésirables. Quand la paroi est fragilisée et que sa perméabilité est endommagée, la voie est libre pour le passage de grosses molécules d'origine bactérienne ou alimentaire qui vont traverser la muqueuse intestinale. Et là peuvent arriver les allergies, les maladies auto-immunes inflammatoires dues à une hyperactivité du système immunitaire pour combattre ces substances néfastes présentes dans l'organisme.

Notre intestin est habité et constitué d'un organe à part entière : LE MICROBIOTE. Il regroupe des milliers de milliards de micro-organismes vivant dans les intestins en symbiose avec l'organisme : bactéries, levures, virus, parasites et champignons. Le microbiote, c'est la pièce maîtresse de notre immunité et de notre bonne santé physique et mentale. Chaque adulte abrite entre 800 et 1 000 espèces de bactéries, la plupart d'entre elles étant bénéfiques à notre santé.

QUEL EST LE RÔLE DU MICROBIOTE ?

À l'intérieur du tube digestif, les bactéries vivent en communauté. Elles restent accrochées aux parois du tube digestif grâce à un biofilm, un écran protecteur qui leur évite d'être entraînées par le transit intestinal. Le microbiote est unique à chaque personne et il est maximal dans le côlon. C'est un organe stable dont la composition évolue peu à l'âge adulte. C'est à la naissance puis à partir de 65-70 ans, que la diversité d'espèces qu'il abrite varie le plus. Le microbiote a 4 fonctions majeures pour notre santé, sachant qu'il joue un rôle dans les fonctions digestives, métaboliques, immunitaires et neurologiques :

1 Digestion des aliments. Les aliments non digérés au niveau de l'intestin grêle sont fermentés par le microbiote intestinal du côlon. C'est une fonction essentielle pour notre confort digestif au quotidien et bénéfique pour notre corps car elle libère dans le corps des acides gras à chaîne courte, molécules impliquées dans de nombreuses réactions de l'organisme.

2 Effet barrière. Notre organisme est protégé des bactéries indésirables grâce à l'effet barrière de notre microbiote qui nous protège des bactéries dangereuses pour notre santé.

3 Développement de notre système immunitaire. Notre microbiote exerce une stimulation permanente sur le système immunitaire. 70 % de nos cellules immunitaires proviennent des intestins.

4 Préservation de notre santé mentale. 95 % de la sérotonine, connue sous le nom d'« hormone du bonheur », sont produites par les intestins. La sérotonine joue un rôle très important dans la régulation de l'humeur et du sommeil. C'est la raison pour laquelle la plupart des médicaments antidépresseurs agissent de façon ciblée sur la sérotonine.

QUE SE PASSE-T-IL QUAND IL EST DÉSÉQUILIBRÉ ?

Lorsque notre microbiote est équilibré, les quelque 100 000 milliards de bonnes et mauvaises bactéries vivent en symbiose. Lorsqu'il est déséquilibré, les mauvaises bactéries prennent davantage de place. On parle alors de « dysbiose ». La prolifération de mauvaises bactéries provoque son lot de troubles dans notre organisme. Son impact sur notre santé varie d'une simple dérégulation à des pathologies inflammatoires chroniques.

Je vous en liste quelques-unes parmi les plus fréquentes :

- syndrome de l'intestin irritable et troubles fonctionnels digestifs ;
- allergies ;
- MICI (maladies inflammatoires chroniques de l'intestin comme la maladie de Crohn ou la rectocolite hémorragique) ;
- infections ;
- obésité ;
- maladies métaboliques (acidose, diabète…) ;
- maladies de peau.

Le microbiote, c'est le chef d'orchestre du corps : quand il est équilibré, tout est harmonieux, mais quand il est mal en point, c'est la cacophonie qui s'installe. Notre microbiote est sensible et sa qualité tend à diminuer avec l'âge, le stress, les traitements médicamenteux, une alimentation trop riche en graisses insaturées, en acides gras trans, en sucre. Notre hygiène de vie est capitale à son entretien.

COMMENT EN PRENDRE SOIN ?

On agit sur les modulateurs du microbiote intestinal, à savoir les prébiotiques et les probiotiques.

Les prébiotiques sont la nourriture des bactéries intestinales dont elles favorisent la croissance, leur permettant d'exercer plus efficacement leurs effets bénéfiques sur la santé de notre microbiote. Ils interviennent au niveau du côlon. Ils sont apportés par les aliments et plus particulièrement par les fibres alimentaires présentes dans les légumes, les légumineuses et les fruits.

Leurs principales propriétés sont de :

— lutter contre la constipation ;
— diminuer la cholestérolémie à jeun ;
— diminuer la glycémie, l'insulinémie après les repas ;
— renforcer l'équilibre bactérien au niveau intestinal ;
— favoriser la régénération des cellules de l'intestin ;
— améliorer l'absorption de certains minéraux : calcium, magnésium, fer, zinc ;
— favoriser la production de butyrate et de propionate, deux éléments contribuant à la prévention du cancer du côlon.

Les probiotiques sont des micro-organismes vivants qui protègent le microbiote de l'invasion de bactéries pathogènes et viennent enrichir sa qualité. Ils sont clés pour notre santé intestinale, car ils facilitent le processus digestif et aident à la bonne dégradation des fibres alimentaires dans le côlon, assurant ainsi un bon transit alimentaire.

On les trouve dans le yaourt, les aliments fermentés tels que la choucroute, le kimchi, les produits à base de soja fermenté comme le miso, les légumineuses, les légumes et les fruits.

On peut aussi faire des cures de probiotiques en compléments alimentaires. C'est l'assurance d'avoir un microbiote en bonne santé, un transit intestinal qui fonctionne bien et le ventre plat ! Les antibiotiques, de même que les traitements longue durée, ont tendance à déséquilibrer le microbiote. Les probiotiques sous forme de compléments alimentaires sont indispensables pour éviter les déséquilibres du microbiote et d'éventuelles dysbioses. Depuis de nombreuses années, je fais des cures régulières de probiotiques en veillant à diversifier les souches.

Leurs principaux rôles sont de :

- repousser les germes grâce à un effet barrière ;
- favoriser la digestion du lactose ;
- améliorer la digestibilité et l'assimilation des nutriments et minéraux ;
- renforcer le système immunitaire ;
- restaurer l'équilibre de la flore lors de troubles du transit, de troubles urinaires ou vaginaux ;
- prévenir les effets secondaires d'une antibiothérapie.

Comprendre la toxémie et ses dangers pour notre santé

Tous les jours, notre corps fabrique des déchets issus de notre métabolisme. Ce sont les toxines endogènes comme l'acide urique, les radicaux libres, les fermentations intestinales, des métabolites intermédiaires toxiques (MIT) issus de notre production énergétique, et aussi nos cellules qui meurent laissant la place à leur renouvellement permanent. Les toxiques, quant à elles, sont plutôt des molécules exogènes issues de molécules chimiques, de métaux lourds, de pesticides, de pollutions diverses...

Notre corps possède des voies d'évacuation pour les déchets qu'il reçoit ou qu'il produit. Ce sont les émonctoires, nous en avons cinq, à savoir le foie, les intestins, les poumons, les reins et la peau. Tant que l'organisme domine la quantité de toxines qu'il produit et qu'il arrive à les éliminer, tout va bien.

La toxémie se manifeste quand l'équilibre entre l'absorption des aliments et l'évacuation des déchets est rompu. Si elle dure trop longtemps, c'est un terrain propice au développement des affections et inflammations. **Détox et jeûne permettent de remettre les compteurs à zéro et d'éliminer ces toxines avant qu'elles ne déclenchent une toxémie.**

POURQUOI METTRE AU REPOS SON SYSTÈME DIGESTIF ?

La digestion est une activité très consommatrice d'énergie pour notre corps. Au fur et à mesure des années et des déséquilibres de notre alimentation et de nos modes de vie, les intestins sont sursollicités, la paroi intestinale se fragilise, la qualité de notre microbiote diminue. Les toxines s'accumulent dans notre organisme et créent de nombreux déséquilibres.

Pour restaurer et relancer nos processus vertueux d'autorégulation, booster notre système immunitaire, régénérer la paroi intestinale, améliorer notre sommeil, nous pouvons aider notre organisme à éliminer le surplus de toxines grâce à la mise au repos de notre système digestif.

Détox et jeûne sont les outils privilégiés de cette mise au repos de nos intestins.

LES VERTUS LONGÉVITÉ DE LA RESTRICTION CALORIQUE

La restriction calorique est la clé de notre longévité active.

- Elle prolonge la vie en bonne santé, prévient les cardiopathies, le diabète, les AVC et le cancer.

- Elle n'est pas un régime mais une des clés de la reprogrammation de l'âge cellulaire.

- Manger moins souvent permet de limiter les déchets produits à l'intérieur de l'organisme, de raccourcir le temps de la digestion et d'économiser de l'énergie, d'éviter l'installation d'une inflammation chronique.

- Elle stimule les gènes de la longévité :
    - elle ralentit mTOR et favorise les processus d'autophagie cellulaire prolongeant ainsi la durée de vie des cellules saines ;
    - elle stimule les sirtuines, gènes de la jeunesse cellulaire, qui neutralisent l'inflammation chronique, stimulent les mitochondries, centrales électriques de nos cellules, et combattent la perte musculaire.

LA DÉTOX, CLÉ DE LA JEUNESSE DU CORPS

Son objectif est de relancer le cercle vertueux de l'autorégulation de notre corps. C'est un programme de santé global qui va au-delà de la restriction calorique, qui nous invite au lâcher-prise et nous donne les clés pour gérer les excès de stress que bien souvent nous compensons par l'alimentation, la prise de poids, la création de déséquilibres métaboliques.

Mettre au repos son système digestif, c'est choisir de manger moins, de faire des coupures pour laisser respirer son organisme.

Choisir de détoxifier son corps, c'est faire le choix d'une méthode de soins complète qui bénéficiera à vos intestins et agira aussi sur la qualité de votre sommeil, de vos articulations, de votre circulation sanguine, de votre immunité et de votre moral. Ne la considérez pas comme un simple moyen de réparer ponctuellement des excès alimentaires, même si elle le fait. La détox n'est pas un régime amincissant ni une discipline de nutrition. C'est un programme de santé complet qui peut se mettre en pratique sous différentes formes : journée de repos digestif, monodiète, jeûne prolongé et encadré.

La détox peut se faire en plusieurs étapes :

- jeûne séquentiel de 16 heures ;
- journée de repos digestif ;
- monodiète ;
- jeûne prolongé et encadré.

Ces différentes options vous permettent de sélectionner celle qui est compatible avec votre état d'esprit du moment, le temps dont vous disposez.

LE JEÛNE SÉQUENTIEL, AUSSI DÉNOMMÉ « 16/8 »

C'est le plus facile à mettre en place car on mange sur 8 heures et on jeûne sur 16 heures. Concrètement, on supprime soit le repas du soir soit le petit déjeuner. Je le pratique une fois par semaine, le dimanche, en supprimant le dîner. Pas difficile, car franchement, à la fin du week-end, je n'ai jamais faim. J'arrête de manger vers 14 h 30 et j'attends le petit déjeuner du lendemain matin pour me nourrir à nouveau. Je donne ainsi à mon système digestif 16 heures de repos d'affilée. 16 heures pour se nettoyer, faire une pause, se régénérer.

Si vous préférez supprimer le petit déjeuner, libre à vous : vous dînez tôt, idéalement avant 21 heures, et vous déjeunez le lendemain à partir de 13 heures.

LA JOURNÉE DE REPOS DIGESTIF

On ne s'alimente pas pendant 24 heures. Je vous conseille de commencer en supprimant le repas du soir et de terminer le lendemain soir par un dîner léger. Là aussi, je le fais le dimanche soir en supprimant mon dîner.

LA MONODIÈTE

Elle consiste à manger un seul et même aliment à chaque repas – pendant un ou plusieurs jours d'affilée – pour restaurer les intestins. Leur travail se trouve en effet allégé quand ils n'ont qu'un seul aliment à traiter au lieu de cinq ou six, voire davantage au cours d'un déjeuner ou dîner. Cet amoindrissement de l'effort permet au corps d'économiser une énergie qui peut être employée ailleurs. C'est la raison pour laquelle lors d'une monodiète on se sent plus dynamique et plus léger. En plus, vous perdez du poids. La logique en est simple : l'alimentation en monodiète réduit l'apport en calories de façon importante, l'organisme doit donc puiser dans ses propres réserves de carburant pour soutenir le corps. Il brûle la graisse installée. Notre silhouette s'affine.

Pratiquée ponctuellement, elle normalise les encombrements digestifs, améliore les états de fatigue et permet au corps de faire son travail de détoxication plus facilement. Elle s'insère assez aisément dans nos vies car totalement modulable en fonction de notre emploi du temps.

Comment la mettre en pratique ?

Vous pouvez choisir la durée de la monodiète, d'une journée à plusieurs jours, en ne dépassant pas à chaque fois une semaine.

Plus longue sera votre monodiète, plus l'envie de moins manger s'installera durablement. Votre appétit se réduira. Moins manger est positif pour la santé, la longévité et la silhouette. C'est une bonne façon de mettre en pratique la restriction calorique.

Concrètement, vous pouvez faire :

- une monodiète de 24 heures une fois par semaine ;
- une monodiète de 3 jours une fois par mois ;
- une monodiète d'une semaine 1 à 2 fois par an.

Choisissez une période (journée, semaine) calme pour la faire sans trop de déjeuners, dîners de boulot ou engagements type déjeuners de famille, mariages, baptêmes, conventions professionnelles, séminaires...

Quelles monodiètes ?

Pomme : la plus facile et la plus conseillée car facile à préparer. Crue, râpée, cuite au four, en compote parfumée avec un peu de cannelle..., la pomme est rassasiante, antioxydante, drainante, elle stimule les fonctions hépatiques et possède des vertus anticholestérol et antirhumatismales. Elle active l'élimination de l'acide urique. On prend des pommes bio et on peut en consommer entre 1,5 et 3 kg par jour.

Raisin : c'est une cure de rajeunissement pour l'organisme car le raisin est riche en fer, sélénium, magnésium, zinc, potassium. C'est également un dépuratif sanguin et un fruit diurétique qui stimule nos émonctoires. Il aide à l'élimination des graisses incrustées et regorge de fibres qui permettent de purifier les intestins. C'est la cure de l'automne. On le choisit bio, à consommer toutes les 3 heures à raison de 1 à 2,5 kg par jour.

Melon : c'est une excellente source de vitamine A antioxydante, d'oligoéléments et de fibres. Sa grande quantité d'eau vous promet un bon nettoyage du foie, de la vésicule biliaire et des reins. Une cure idéale en été.

Riz : c'est la monodiète de l'hiver. Aliment doux, réconfortant, réchauffant, le riz est une monodiète idéale pour les tempéraments frileux et anxieux. Il désacidifie et améliore les états inflammatoires. Vous pouvez agrémenter votre riz d'un filet d'huile d'olive ou de citron, ainsi qu'avec des aromates. Choisissez-le semi-complet et bio, moins irritant pour l'intestin que le complet et moins constipant que le blanc.

LE JEÛNE

On entend tout et son contraire sur le jeûne qui a ses pourfendeurs comme ses défenseurs. Pour le pratiquer depuis quelques années, j'ai pu en mesurer les bénéfices année après année. C'est donc à partir de ma propre expérience du jeûne que je vous parle.

Qu'est-ce que le jeûne ?

Le jeûne est une expérience holistique qui va au-delà du simple arrêt de consommation d'aliments solides. C'est un véritable programme multidimensionnel de restauration de sa santé à la fois biologique, psychologique, physique et spirituel. Lâcher la nourriture implique un lâcher-prise qui englobe notre mental aussi bien que notre corps. J'associe le jeûne à un apprentissage, celui de son corps, de sa compréhension intime, celle qui nous donne ensuite une autonomie pour gérer en conscience notre santé. Notre corps est comme un jardin qu'il faut entretenir en permanence pour éviter aux mauvaises herbes de revenir.

Plus nous prenons l'habitude de faire germer et pousser de meilleures habitudes alimentaires, de meilleurs comportements dans notre hygiène de vie globale, plus nous restaurons ses capacités d'autoréparation et d'autorégénération.

Jeûner est une activité particulière qui associe repos, activité physique pour soutenir et aider le corps dans l'élimination des toxines, et arrêt de la nourriture solide. Un jeûne long se prépare et doit s'envisager, se comprendre comme un outil de santé. Jeûner est un effort mental et physique et davantage mental à la pratique tellement nous sommes attachés à la nourriture et craignons ne pas être capables de nous en passer.

Je n'ai jamais eu faim pendant aucun de mes jeûnes. Et chaque jeûne m'a transformée d'une façon ou d'une autre. Je me suis surprise à être capable de zapper la nourriture pendant les six jours de jeûne et de consommer uniquement des bouillons, de l'eau et des tisanes. J'ai râlé à chaque fois pendant la semaine préparatoire de descente alimentaire, car supprimer le café est pour moi un effort immense. J'ai essayé de tricher et j'ai compris quel en était le coût ensuite au début du jeûne : des maux de tête.

Comment jeûner ?

Je vous conseille de le faire dans un centre spécialisé entouré de professionnels pour vous accompagner. Généralement, le jeûne est associé à la randonnée pour aider le corps dans ses processus d'élimination.

Le jeûne dure en moyenne six jours. Il est précédé d'une semaine de descente alimentaire pendant laquelle on supprime chaque jour une catégorie d'aliments de façon à arriver le premier jour du jeûne en ayant consommé exclusivement des fruits et des légumes. Ainsi on a commencé à alléger le travail des intestins. Impossible de commencer un jeûne en ayant consommé une choucroute la veille !

Pendant la semaine de jeûne, on consomme de l'eau, des tisanes et des bouillons clairs le soir. On marche tous les jours en moyenne 3 heures.

On rompt le jeûne avec une soupe de légumes plus consistante et ensuite on entame une semaine de reprise alimentaire pendant laquelle on réintroduit chaque jour une catégorie d'aliments.

Au total, cette expérience de mise au repos de son système digestif s'étale sur 3 semaines. C'est ainsi qu'il est bon de le préparer. On ne peut pas caler un jeûne dans des périodes d'intenses activités professionnelles ou de stress important. Ce serait contre-productif.

Ce que j'aime dans cette expérience du jeûne, au-delà de la sensation profonde de me faire du bien, de prendre soin de ma santé, c'est la découverte de ressources insoupçonnées où à la fin, quand je rentre, je me félicite de mes efforts et je suis fière de moi. La petite phrase « Je peux le faire, je peux me passer de nourriture pendant six jours » m'ouvre des portes et m'aide ensuite à me libérer de mes peurs, car si je peux faire ça, alors je peux tout faire. J'ai presque l'impression d'être une super-héroïne !

MON PROGRAMME *détox*

Depuis quelques années, je me suis concocté un programme détox que j'applique avec régularité et surtout grand plaisir tellement je me sens bien.

- Je pratique un jeûne intermittent de 16 heures une fois par semaine toutes les semaines : je supprime le dîner du dimanche soir.
- Je programme une semaine de jeûne et de randonnée au début de l'été pour faire un *reset* global.
- Je fais des cures régulières de probiotiques pour entretenir mon microbiote et soutenir mon système immunitaire.
- J'adopte ce principe tout simple : quand je fais un excès d'alcool ou de nourriture, je corrige dès le lendemain en buvant beaucoup d'eau, en faisant plus d'exercices et en consommant essentiellement des légumes crus ou cuits.

MODULE N° 3

LA BELLE PEAU

Peu importent les quelques rides, tant que la peau est douce, lumineuse, dense, soyeuse, sans imperfections ni taches.

> ***« Avoir une belle peau, quel que soit son âge, c'est un peu notre Graal commun. »***

Notre peau, un organe à part entière

La peau est un organe essentiel. Notre interface avec le monde extérieur. Ce que l'on voit en premier de nous. C'est aussi un organe vivant, pas une simple surface. C'est un organe qui vit, se transforme, interagit avec notre organisme. Elle sait se protéger, s'autoréguler, se réparer. Elle joue également un rôle très important dans notre organisme : elle protège les autres organes des infections, des blessures et des rayons solaires nocifs. C'est notre principale barrière immunologique. Elle permet au corps de réguler sa température, elle synthétise certaines de nos hormones, dont la vitamine D.

Elle est le reflet de notre état de santé général, et de notre hygiène de vie. Manger trop de sucres, pas assez d'aliments riches en vitamines ou en acides gras essentiels, boire trop d'alcool, fumer, abuser du soleil et des UV..., conduit inexorablement à un vieillissement accéléré de la peau qui devient terne, perd de sa souplesse et de son éclat, se ride, se relâche...

Notre peau a aussi des besoins, en lien avec sa chronobiologie, son horloge interne.

— **Le jour, elle a besoin d'hydratation et de protection.** Elle est en mode bouclier protecteur. Il lui faut des antioxydants protecteurs, de l'acide hyaluronique super hydratant et des protections anti-UV.

— **La nuit, elle recharge ses batteries, se répare et se renouvelle** car ses cellules n'ont pas besoin de se défendre des agressions extérieures. Le mécanisme de renouvellement cellulaire commence vers 23 heures pour être à son apogée vers 3 heures du matin. La multiplication des cellules de l'épiderme est maximale à 1 heure du matin. Quant à la circulation du sang dans les petits vaisseaux de la peau, elle est plus importante la nuit et s'active dès 23 heures. Le renouvellement cellulaire demande de l'énergie, d'où l'activation de la microcirculation. Et c'est cette activité qui nous donne ce teint frais et oxygéné le matin au réveil.

COMMENT FONCTIONNE-T-ELLE ?

Notre peau a un métabolisme à part entière. Les cellules de la peau se renouvellent constamment en plus ou moins quatre semaines. Elles se nourrissent essentiellement par la circulation sanguine grâce aux micros vaisseaux. Elles éliminent leurs déchets par la circulation veineuse et lymphatique. C'est la raison pour laquelle le sang doit contenir tous les nutriments et l'oxygène dont les cellules de la peau ont besoin pour conserver leur vitalité et rester en bon état. En cas de carences, la peau perd de son tonus et de son éclat. Si le système veino-lymphatique ne fonctionne pas bien, les paupières seront bouffies ou les cernes foncés.

Les cellules de notre peau sont, comme toutes les cellules de notre corps, sous dépendance hormonale. La baisse d'hormones liée à notre vieillissement naturel dès l'âge de 30 ans se ressent particulièrement au niveau de la peau : dessèchement, taches, perte d'élasticité...

Pour avoir une belle peau et la préserver, il est super important de la nourrir sainement, d'avoir une circulation sanguine en bon état, de la traiter de l'intérieur et de l'extérieur. Inutile, en effet, d'apporter à la peau des vitamines et des antioxydants de l'extérieur sans préparer le terrain interne. Difficile d'avoir une belle peau si notre microbiote intestinal est en déséquilibre.

SON PIRE ENNEMI : LES AGRESSIONS EXTÉRIEURES

Contrairement à ce que l'on entend souvent dire, **seulement 20 % du vieillissement de la peau est lié à l'âge et à la génétique. Le reste (80 %)**

est lié à l'environnement, et notamment à la pollution et aux UV (mais aussi au tabac, au stress, à l'alimentation industrielle...).

Notre peau joue le rôle de barrière protectrice face aux agressions extérieures grâce aux « cellules boucliers ». Mais ce rôle de bouclier est mis à mal par la pollution et les UV. L'ozone altère cette barrière naturelle en oxydant les lipides de la peau, et les particules fines, particulièrement dangereuses, s'infiltrent dans nos cellules. Elles rendent hypersensibles certains récepteurs impliqués dans le renouvellement cellulaire et aussi dans la régulation de la mélanine (donc dans le renouvellement du collagène et la lutte contre les taches pigmentaires).

Face à ces attaques, nos cellules enclenchent leur système de défense et s'épuisent dans ce combat, entraînant des carences en vitamine E et C, les principaux antioxydants de la peau. Résultat : vieillissement prématuré de la peau, teint terne et hyperpigmentation. S'ensuit une cascade oxydative, le collagène se dégrade et les rides se creusent, les pores sont dilatés et la production de sébum stimulée, augmentant au passage les imperfections cutanées. La barrière cutanée se déséquilibre et réagit avec des plaques d'eczéma, des rougeurs... La peau peut briller en surface et souffrir en même temps de déshydratation en profondeur.

En théorie, la peau peut se défendre contre ces agressions extérieures car l'organisme dispose d'antioxydants qui neutralisent les radicaux libres. Certains sont synthétisés par la peau, d'autres sont apportés par l'alimentation. Mais ce système de défense perd en efficacité au fil du temps et sous le poids des attaques, surtout quand les radicaux libres sont présents en trop grande quantité. Elle a alors besoin d'un petit coup de pouce extérieur.

»» Pourquoi la peau change avec l'âge ?

Sous l'influence des bouleversements hormonaux que nous subissons dès la préménopause, notre peau change. Elle devient plus fine. Les fibres de collagène et d'élastine sont moins efficaces et moins nombreuses. Résultat, elles ont plus de mal à assurer leur rôle de soutien. Le derme perd de sa fermeté et notre peau se relâche. Sa texture change, nos pores se dilatent, devenant soudainement plus apparents. Elle a tendance à se déshydrater du fait de la perte en acide hyaluronique. Des imperfections et petits boutons peuvent apparaître sous l'effet de l'augmentation des hormones masculines. Ainsi que des taches brunes du fait du dérèglement de la production de mélanine.

Prendre soin de sa peau, mode d'emploi

LA NOURRIR DE L'INTÉRIEUR

Une peau éclatante est une peau bien oxygénée, bien hydratée de l'intérieur, bien protégée contre l'oxydation, qui est la première cause du vieillissement de la peau. On ne le dira jamais assez : **deux rides sur trois sont liées à l'oxydation de la peau.**

Les radicaux libres sont l'une des causes principales de l'apparition des rides. Ils attaquent les cellules de l'épiderme, et entraînent une dégradation de la qualité de la peau. Conséquence : la peau vieillit plus vite et les rides arrivent sans crier gare ! Seul remède : les antioxydants qui aident à les combattre en protégeant les cellules contre les effets néfastes des agressions extérieures, stoppant ainsi leur action oxydante.

Notre peau a une réserve naturelle d'antioxydants qui l'aident à se réparer. Mais à mesure que la peau est soumise à des agressions environnementales (soleil, rayonnement infrarouge, pollution, variations excessives de températures, tabac), cette réserve s'épuise. Sans la protection des antioxydants, notre peau peut souffrir de dommages cellulaires qui affectent son apparence et sa santé. C'est la raison pour laquelle notre alimentation doit être riche en antioxydants. Faites la part belle aux légumes et aux fruits, mais aussi aux oléagineux et aux légumineuses riches en vitamines, minéraux et oligoéléments, dont la peau a besoin au quotidien.

»» Une journée belle peau !

Consommez chaque jour :

- 1 kiwi, pour sa richesse en vitamines A, C et E
- + 1 avocat, concentré de vitamine E
- + quelques noix du Brésil ou quelques amandes, riches en magnésium et en sélénium
- + un œuf, pour faire le plein de toute la chaîne des acides aminés dont notre organisme a besoin pour la peau, les cheveux, les ongles, les yeux… Préférez-le avec le jaune coulant *versus* dur.

Je vous conseille également de faire régulièrement des cures de compléments alimentaires spécifiques de :

— **vitamine A :** elle favorise le renouvellement des cellules cutanées, la fabrication du collagène et de l'acide hyaluronique. Elle régule l'activité des mélanocytes, les cellules qui fabriquent le pigment brun cutané ;

— **vitamine E :** c'est un grand antioxydant qui protège les lipides des membranes cellulaires et donc la vitalité de la peau. C'est LA vitamine jeunesse de la peau ;

— **vitamine C :** c'est aussi un antioxydant majeur dans la lutte contre le vieillissement des cellules. Elle est nécessaire à la fabrication du collagène, elle éclaircit la peau et lutte contre les taches pigmentaires. Elle protège en profondeur la peau des dommages causés par les radicaux libres (soleil, stress, tabac, pollution) responsables des signes visibles du vieillissement (rides, ridules, taches). Elle est aussi un formidable booster d'éclat ;
— **vitamine B5 :** elle favorise la réparation cutanée et la fabrication du collagène. Elle est aussi anti-inflammatoire et apaisante pour les peaux irritées et très sèches ;
— **magnésium :** il améliore l'hydratation, apaise les irritations et favorise le renouvellement cellulaire ;
— **silicium :** il participe à la synthèse du collagène ;
— **sélénium :** antioxydant, il protège les cellules de la peau des agressions solaires.

Le bon rythme pour faire ces cures : une fois par an minimum et idéalement deux cures par an à l'entrée de l'hiver et au printemps.

» Que penser des cures de collagène et d'acide hyaluronique ?

Les avis sont très partagés quant à leur efficacité en compléments alimentaires. Si vous êtes tenté, choisissez des produits fiables en privilégiant le circuit de la pharmacie et en vous assurant que le collagène soit marin et que l'acide hyaluronique soit dans une version bien absorbable par la peau. Sinon, gardez en tête que l'aliment qui contient le plus d'acide hyaluronique est l'huile de foie de morue.

ADOPTER LES 4 GESTES BELLE PEAU

GESTE N° 1 : PRATIQUER CHAQUE SOIR UN DOUBLE NETTOYAGE

Pour se régénérer pendant la nuit et ainsi éviter un vieillissement prématuré, la peau doit être parfaitement nettoyée avant le coucher. C'est le prérequis pour une bonne pénétration et réception des actifs, qu'ils soient antiâge, anti-imperfections, apaisants, antitaches... Tous les types de peau sont également concernés (mixte, grasse, sensible, sèche...).

Nettoyer sa peau veut dire la débarrasser complètement de ses impuretés. Je ne parle pas de la « démaquiller », qui est un acte de surface. Le démaquillage ne débarrasse pas votre peau en profondeur des particules fines qui se sont collées dessus tout au long de la journée ni des corps gras du maquillage. Mais **attention, nettoyer ne veut pas dire décaper :** il est important de préserver le film hydrolipidique naturel de la peau, qui agit en bouclier protecteur face aux agressions extérieures. Si vous optez pour un nettoyage trop agressif, votre peau se trouve fragilisée. Elle résiste moins bien aux agressions extérieures et vieillit prématurément.

En pratique, le nettoyage de la peau se fait en deux étapes.

— **Étape 1 : la phase huileuse.** Elle permet de décoller les corps gras collés sur la peau : maquillage, particules fines, pollution, excès de sébum... Seule une huile démaquillante peut le faire, car elle a la propriété d'attirer les toxines et les corps gras, quel que soit votre type de peau. Si vous avez la peau sensible ou sèche, vous aimerez immédiatement la sensation de confort laissée par l'huile démaquillante qui enveloppe la peau d'un film hydrolipidique, évitant ainsi les tiraillements après le rinçage à l'eau. Si vous avez la peau mixte ou grasse, l'huile démaquillante vous sera également bénéfique : en mimant le sébum de la peau, elle va inciter la peau à réduire la production de sébum. **En pratique,** déposez quelques gouttes d'huile au creux de la main, massez ensuite par mouvement circulaire sur la peau encore sèche tout doucement. Ensuite, rincez à l'eau tiède à l'aide d'un coton, sans frotter car cela abîme l'enveloppe protectrice de la peau.

— **Étape 2 : la phase aqueuse.** C'est l'étape clé pour parfaire le nettoyage. Nettoyez la peau encore humide à l'aide d'un gel, d'un lait ou d'une mousse nettoyante. Choisissez la texture la plus adaptée en fonction de l'état de votre peau, puis rincez. On rince à l'eau tiède avec un coton. Les peaux sensibles et sèches ont une prédilection pour les laits nettoyants ; les peaux mixtes ou sujettes aux imperfections préfèrent les lotions clarifiantes et les peaux normales, le gel.

L'eau micellaire, notre plus grande fausse amie

Contrairement aux idées reçues, ce n'est pas un nettoyant doux pour le visage. Les eaux micellaires regorgent de détergents qui décapent la peau, surtout quand elle n'est pas rincée à l'eau claire. Alors une partie des impuretés et du produit reste sur la peau, l'empêchant de respirer. Résultat : la peau se déshydrate, elle tiraille, peluche dans certains cas.
Quant aux lingettes démaquillantes, réservez-les aux randonnées et autres sorties sous la tente, quand vous ne pouvez vraiment pas faire autrement. Une utilisation fréquente déclenche irritations et petits boutons.

GESTE N° 2 : EXFOLIER RÉGULIÈREMENT

Ce geste tout simple recèle d'immenses bienfaits pour notre peau, surtout à partir de 45 ans. En effet, quand notre peau est asphyxiée par les amas de cellules mortes à sa surface, elle devient terne, le teint est brouillé et vous avez mauvaise mine. Exfolier, c'est l'unique moyen de débarrasser la peau des cellules mortes et des impuretés qui l'étouffent et empêchent le renouvellement cellulaire naturel de fonctionner. Ce faisant, il permet :

— de booster la pénétration des actifs de nos rituels de soin ;

– de stimuler le renouvellement cellulaire limitant ainsi la déshydratation et la sécheresse excessive ;
– d'éclaircir les taches pigmentaires en éliminant les cellules mortes, ternes et polluées qui stagnent en surface ;
– de relancer la production de cellules jeunes et ainsi d'agir sur les rides et la fermeté ;
– d'aider à gommer les petits défauts cutanés : cicatrices, imperfections, pores apparents...

L'exfoliation doit idéalement se faire deux fois par semaine, en fonction de la sensibilité de la peau, et en choisissant des exfoliants doux non abrasifs (on évite les produits à grains trop abrasifs pour la peau). À faire de préférence le soir après le double nettoyage de la peau. Ensuite, appliquez un masque hydratant que vous laissez poser toute la nuit.

GESTE N° 3 : RENFORCER SA PEAU AVEC DES « SOINS BOUCLIERS » DE JOUR

Pour l'aider à lutter contre les agressions extérieures, renforcer et protéger sa barrière hydrolipidique qui est notre principal défenseur vis-à-vis de l'extérieur, la peau a besoin du renfort de molécules/actifs « boucliers » :
– priorité aux antioxydants comme la vitamine E, le sélénium, l'acide férulique, la vitamine C ;
– sans oublier l'acide hyaluronique pour une hydratation en profondeur de l'épiderme et une stimulation du collagène ;
– et une protection UV SPF 30 minimum, tous les jours même quand il fait gris.

En pratique, je vous conseille d'appliquer chaque matin :
– un duo sérum et crème de jour antioxydants + acide hyaluronique ;
– un fond de teint ou une crème teintée avec SPF.

GESTE N° 4 : STIMULER LA RÉGÉNÉRATION CELLULAIRE AVEC DES SOINS CIBLÉS LE SOIR

La nuit, notre peau profite d'être à l'abri des agressions extérieures pour baisser la garde et reprendre des forces pour sa journée du lendemain. Elle se met en mode réparation et renouvellement afin d'être au top au réveil et d'affronter les multiples agressions de la journée. Elle devient alors plus perméable. Ce faisant, elle est mieux à même d'absorber les actifs et elle est plus réceptive aux soins.

D'où la nécessité, le soir, de bien la nettoyer en profondeur (voir les conseils donnés ci-dessus), mais aussi de lui donner les actifs qui vont l'aider à se réparer et à se régénérer. C'est le moment de lui apporter du rétinol, dérivé de la vitamine A : il stimule la production des fibroblastes, du collagène et de l'élastine, réduit la destruction du collagène existant et augmente la concentration en acide hyaluronique. Comme il est photosensibilisant, il s'utilise en cure la nuit.

En complément, n'hésitez pas à nourrir votre peau avec des huiles de nuit riches en acides gras essentiels, en oméga 3-6-9 et en vitamines. Leur grande affinité avec notre peau nous garantit une bonne assimilation.

Si vous avez :

— des imperfections, pensez à l'huile de nigelle. Elle apaise, répare et assainit l'épiderme grâce à ses propriétés anti-inflammatoires ;

— la peau sèche, l'huile d'avocat nourrit, adoucit et répare les peaux délicates ;

— la peau grasse, l'huile de jojoba régule l'excès de sébum ;

— le teint terne et qui manque de vitalité, pensez à l'huile de carotte ;

— la peau mixte, l'huile de dattier du désert est riche en antioxydants ;

— plus de 45 ans, misez sur les huiles d'onagre, de bourrache, d'argan ou de rose musquée aux propriétés antiâge ;

— et contre les rides, l'huile de cacay est très riche en rétinol.

Les 3 piliers de la belle peau

❶ **L'acide hyaluronique.** C'est une composante naturelle essentielle de la peau que l'on retrouve dans plein d'endroits, dans la peau, mais aussi dans les articulations. Il agit comme un capteur d'eau et assure l'hydratation de la peau. Il fait donc la peau lisse. Avec le collagène, il préserve la structure de la peau et sa tonicité. Avec l'âge, on perd de l'acide hyaluronique. À 50 ans, on a perdu presque 50 % de son stock. Les fruits et les légumes riches en vitamine C sont de précieux alliés car ils contiennent de l'acide hyaluronique et la vitamine C aide à le synthétiser.

❷ **Le collagène.** C'est une protéine qui assure la fermeté de la peau. Il sert aussi à absorber l'eau pour avoir une peau lisse, douce, hydratée. Il est au top à 20 ans puis il baisse et, à 60 ans, nous en avons perdu 35 %. Il est endommagé par le sucre (le glucose alourdit le collagène qui devient moins souple) et la cigarette (qui réduit la production de collagène et détruit les fibres élastiques). Il est au contraire boosté par la vitamine C (brocolis, épinards, kiwis), les aliments riches en soufre comme les haricots, le chou et l'ail, la radiofréquence et la lumière LED.

❸ **L'élastine.** Elle est responsable de l'élasticité de nos tissus. C'est elle qui confère aux fibres élastiques du derme leur élasticité et leur résilience permettant à la peau de reprendre sa position d'origine quand elle est pincée ou étirée. Sa production et sa concentration dans nos tissus diminuent avec l'âge. D'où la nécessité de la booster.

Ces trois composants de la belle peau se stimulent par l'alimentation, les soins de cosmétiques topiques et les soins de médecine esthétique si on en a envie.

Une belle poitrine, ça se travaille

Oui, conserver une poitrine ferme au fil des années, c'est possible. Le sein, physiologiquement, est un mélange de fibres et de tissu adipeux. Les fibres restent fermes tant qu'elles ont du collagène et de l'élastine, les deux armatures de soutien de la peau. Quand la production de collagène se ralentit sous l'effet des modifications hormonales, la peau perd en élasticité et en fermeté. Conséquence, la poitrine tombe. C'est la fameuse « ptôse ». De plus, le poids de la poitrine accentue la pression sur les tissus et donc le relâchement, sachant que le tissu adipeux est plus sensible à la gravité que le tissu musculaire. La solution consiste à galber les muscles de soutien des seins, autrement dit les pectoraux.

Voici quelques conseils faciles à mettre en place :

- tous les matins, on masse sa poitrine avec un jet d'eau froide pendant 2 minutes en gestes circulaires sur chaque sein. Le froid est un super-stimulant des tissus ;
- on travaille ses pectoraux. Oui, les seins aussi ont des muscles, et plus on les sollicite, plus ils sont forts et plus notre poitrine reste haute. Quelques exercices spécifiques pectoraux féminins à pratiquer tous les jours :
  - la planche et/ou les pompes : on ne fait pas mieux pour stimuler et travailler ses pectoraux,
  - la prière : on place ses mains paume contre paume face à soi avec les bras à l'horizontale et on pousse les paumes l'une vers l'autre. Vous devez sentir l'action dans votre poitrine. On fait 3 séries de 20,
  - le X : face à une glace, prononcez le X en étirant bien la bouche, en exagérant sa prononciation et tenez la position en comptant jusqu'à 10. Vous devez sentir et voir tous les muscles du cou, du décolleté se tendre. On fait 2 séries de 20,

  - on s'essaye aux sports qui stimulent les muscles thoraciques comme l'aviron et la natation,
  - et aussi le yoga et le Pilates ;
- on veille à avoir une alimentation riche en vitamines A, C et E et en zinc. Le kiwi contient les trois vitamines. Quant au zinc, on le trouve dans le jaune d'œuf, les huîtres, la mozzarella, les lentilles et les oléagineux (graines de courge, noix du Brésil...).

À chaque âge ses priorités !

Notre peau change au fil des années et ses besoins évoluent. Plus tôt on en prend soin en adoptant les bons gestes, plus on garde une belle peau au grain homogène, lumineuse, sans taches ni pores apparents, bien hydratée, lisse et ferme.

À PARTIR DE 30 ANS, PRÉVENIR LES RIDES

Leur apparition est intimement liée à notre hygiène de vie. Soleil, alcool, tabac, sucre ont des effets délétères sur la qualité de la peau et sur les rides, car ce sont des accélérateurs de la dégradation cellulaire et de l'inflammation chronique.

Qu'est-ce qu'une ride ?

Une ride est une cassure cutanée due à un affaissement des structures dermiques provoqué par la disparition progressive de deux protéines :

- le collagène, qui est le constituant des fibres entre les cellules du tissu conjonctif. Sous l'effet de l'étirement de certaines zones du visage sollicitées par divers mouvements (grimaces, tics) et agressions extérieures (climat, blessures), il s'amenuise ;
- l'élastine, qui agit sur la souplesse de la peau. Son appauvrissement entraîne l'augmentation du volume de la peau (comme le double menton).

En vieillissant, la peau change, perd de son hydratation naturelle, et sa substance fondamentale s'appauvrit. Faute d'hydratation et de nutriments, la production de collagène diminue. Ce « matelas » de soutien de la peau s'affaiblit, perd en tonicité et en fermeté. La cohésion entre le derme et l'épiderme devient alors moins forte. À la surface, des dépressions se forment, ce sont les rides.

Notre hygiène de vie est capitale dans la gestion de nos rides actuelles et futures. Alimentation industrielle riche en acides gras trans, pauvre en vitamines et minéraux, exposition au soleil, excès de sucres, de tabac, d'alcool sont autant de facteurs aggravant la perte naturelle de collagène et d'acide hyaluronique.

Conserver une belle qualité de peau en prenant de l'âge est tout à fait possible et j'en suis un exemple. Ça demande la mise en place d'actes de prévention et de préservation de notre peau le plus tôt possible et accompagnés de la plus grande constance. À nouveau, prime à la régularité.

Gardez en mémoire que :

— le bronzage est une défense de la peau. Plus votre peau est bronzée, plus l'agression a été forte. Les UV attaquent la structure des cellules et les endommagent durablement. On ne voit pas forcément tout de suite les dommages causés par les UV, mais ils sont réels. Il y a un test très parlant à faire pour mesurer l'état d'agression de sa peau, celui de la lumière violette qui révèle sous la peau toutes les taches en formation qui vont apparaître. Faites-le : c'est un super bon outil de diagnostic et de prévention ;

— le sucre accélère la glycation des tissus et, ce faisant, détruit le collagène. Il favorise le dérèglement du microbiote intestinal, porte ouverte aux allergies et imperfections de la peau ;

— les UV endommagent l'ADN cellulaire ;

— le tabac étouffe la peau et empêche la bonne irrigation des vaisseaux sanguins donnant à la peau une teinte grise sans éclat ;

— l'alcool est un puissant vasodilatateur qui agit sur les petits vaisseaux du visage. Du fait de sa forte teneur en sucre, il empêche les cellules de la peau de bien se renouveler. Cernes gonflés, teint gris, rougeurs, déshydratation de la peau, rides et ridules en sont autant de manifestations cutanées. Sans oublier le fait qu'il aggrave les maladies de peau comme l'acné, le psoriasis, la rosacée.

À CHAQUE ÂGE, SES RÉFLEXES BELLE PEAU

Soyons clairs : il n'y a que la chirurgie esthétique qui puisse effacer complètement les rides et retendre la peau. La médecine esthétique et ses nombreuses procédures aident à stimuler le collagène, booster l'éclat de la peau, restaurer les volumes, lisser et estomper les rides, redensifier la texture de la peau. La médecine esthétique peut être utilisée aussi bien en prévention qu'en correction, car elle travaille sur les deux dimensions clés de la peau que sont la texture et la volumétrie. Quant aux produits cosmétiques, ils participent de l'entretien de la peau.

Mon conseil : *un mix de produits cosmétiques adaptés aux besoins de chaque âge et de médecine esthétique si on en ressent le besoin.*

LES SOINS DE MÉDECINE ESTHÉTIQUE

– **À partir de 30 ans : priorité à l'éclat.** On commence à aider sa peau à faire face aux agressions extérieures, à la fatigue, aux changements hormonaux notamment au moment des grossesses, à garder son hydratation profonde et son éclat grâce, entre autres, aux *skin boosters*, à la mésothérapie, aux LED, à la radiofréquence et autres lumières thérapeutiques. L'objectif est de limiter l'apparition des ridules, des rides et des taches (notamment au moment des grossesses). Les *skin boosters* et la mésothérapie sont des aides précieuses pour renforcer l'éclat de la peau, l'hydrater en profondeur et la protéger contre les agressions.

– **À partir de 40 ans : priorité aux rides.** Les cellules ont un cycle de renouvellement de 28 jours mais à partir de 40 ans, ce cycle s'allonge, d'où l'apparition des premières rides et ridules. Les ridules qui existaient autour des yeux et de la bouche se transforment en rides. La peau s'assèche et a tendance à s'affiner. Les plis autour du nez se marquent. L'objectif est :

- d'atténuer les rides qui nous gênent : rides du lion, contour de l'œil, sillon nasogénien ;
- de lutter contre le manque de tonus et d'énergie de la peau, le syndrome de la peau « molle » qui manque de rebond et de densité.

– **À partir de 50 ans : focus sur le relâchement cutané, le volume et la densité de la peau.** C'est le moment où l'ovale du visage se détend et où des taches brunes peuvent apparaître, notamment si vous avez beaucoup été au soleil.

On va alors chercher à :
• booster la production de collagène pour densifier et raffermir le derme ;
• effacer les taches et les imperfections ;
• combler les volumes ;
• raffermir l'ovale.

Mon conseil : *pour bien utiliser toutes les possibilités et techniques de la médecine esthétique, évitez le tourisme esthétique. Choisissez un praticien et gardez-le. Faites de cette personne votre partenaire de la beauté de votre peau. Zapper de praticien en praticien vous expose à des gestes, procédures, produits incompatibles entre eux.*

LES PRODUITS COSMÉTIQUES

Les produits cosmétiques, quant à eux, aident à entretenir la qualité de la peau, à la protéger des agressions extérieures grâce au bouclier antioxydant par exemple et à se régénérer la nuit (par exemple, les cures de rétinol). Ils sont utiles et même indispensables pour conserver une belle qualité de peau.

Privilégiez les rituels simples qui ne multiplient pas les produits. **Le bon mix que je vous recommande à tout âge** :

— le jour : sérum + crème de jour + contour de l'œil (dont la peau est plus fine et demande des formulations spécifiques) ;

— la nuit : huile ou crème réparatrice, régénératrice en fonction des besoins de votre peau qui évoluent selon votre état physique et psychologique général.

Ensuite, en fonction de votre âge, je vous recommande d'adopter des produits ciblés :

— **à partir de 30 ans :** on protège sa peau pour éviter l'apparition des rides et des taches. Nos deux actifs alliés : la vitamine C et l'acide hyaluronique ;

— **à partir de 40 ans :** focus contre les rides installées. Nos actifs alliés sont toujours la vitamine C et l'acide hyaluronique, auxquels on ajoute le rétinol qui lisse le grain de peau, atténue les rides et les taches, renforce l'éclat ;

— **à partir de 50 ans :** priorité au relâchement cutané et à la densité de la peau. On cherche à booster le collagène et l'élastine, à redonner du volume à la peau, à la nourrir en profondeur. En cosmétique, on se dirige vers les formules antiâge globale qui vont traiter tous les aspects du vieillissement cutané : hydratation, fermeté, rides, éclat et taches.

MON PROGRAMME *beauté dès 40 ans*

Plus tôt on entretient sa peau, plus elle restera lumineuse, ferme, éclatante, sans taches ni imperfections, ni rides trop prononcées. La peau est un organe fragile qui a besoin d'être protégé des agressions extérieures.

- Je pratique un double nettoyage tous les soirs quelle que soit l'heure du coucher.
- J'applique un filtre SPF toute l'année sur le visage et le décolleté (au minimum SPF 30. À partir de 45 ans : SPF 50).
- J'évite l'exposition solaire directe du visage entre 12 heures et 17 heures en été, que cela soit en terrasse en ville ou à la plage.
- Je mise sur une exfoliation régulière pour faire respirer la peau et la débarrasser des cellules mortes.
- Je fais des cures de vitamines et oligoéléments « belle peau » tous les ans.
- J'applique une barrière antioxydante le jour (vitamine C).
- La nuit, j'applique des soins régénérants boosters de collagène (rétinol).

MODULE N° 4

LA MÉNOPAUSE HEUREUSE

À la naissance, les ovaires disposent d'un stock défini de follicules contenant des ovules. À la puberté, le signal de départ du mécanisme d'ovulation est lancé. Et quand le stock de follicules est épuisé, c'est la ménopause. Simple, non ? On ne le répétera jamais assez : la ménopause est une étape biologique naturelle qui touche 100 % des femmes, en moyenne à 51 ans. Celle-ci n'arrive pas du jour au lendemain mais s'installe progressivement sur une période de 3 à 5 ans. La ménopause est installée après un an sans règles.

« Il n'y a pas de ménopause standard et nous la vivons toutes à notre façon. »

Le problème est que personne ne nous prévient vraiment qu'à partir de 45 ans, nos cycles peuvent commencer à bouger avec, en corollaire, des effets collatéraux pas très agréables et que nous ressentons plus ou moins fortement (bouffées de chaleur, sueurs nocturnes, yo-yo émotionnel, irritabilité, fatigue, prise de poids…). Il n'y a pas de ménopause standard et nous la vivons toutes à notre façon. Certaines d'entre nous souffrent de nombreux effets collatéraux alors que pour d'autres, la ménopause glisse de façon légère. Ce qui est certain, c'est que plus vous entrez en résistance avec votre corps, plus il se crispe, accentuant les désagréments ressentis.

Dès que vous commencez à voir vos cycles fluctuer, notez-les, cela aidera votre médecin à savoir où vous en êtes.

⟫ Les symptômes associés à la ménopause

Ces symptômes, nous ne les rencontrons – heureusement – pas tous à la fois. Et certaines d'entre nous, jamais… N'hésitez pas à en parler avec votre gynécologue dès les premiers signes de l'arrivée de la préménopause !

- Règles irrégulières ou périodes plus ou moins longues sans règles.
- Fatigue.
- Bouffées de chaleur, sueurs nocturnes.
- Sautes d'humeur, baisse de la concentration et de la mémoire.
- Douleurs articulaires au lever le matin.
- Prise de poids abdominal.
- Modification de la peau et des cheveux.
- Sécheresse vaginale, troubles urinaires.
- Baisse de la libido.
- Troubles du sommeil, insomnies.

À la ménopause, notre corps ne se dégrade pas. Il change, il s'adapte comme il a l'habitude de le faire depuis la puberté en passant par les grossesses. Et ce d'autant plus si l'on en prend soin, si on l'aide à s'adapter à la nouvelle donne hormonale et aux changements de notre métabolisme. **Plus tôt on adopte une hygiène de vie adéquate, plus vite on arrive à en gérer les effets dès la périménopause.** Notre corps a besoin que nous l'accompagnions sur ce chemin. Un des grands secrets pour bien traverser le cap des 50 ans réside dans l'importance de comprendre notre fonctionnement physique et émotionnel afin de devenir des expertes de nous-mêmes. Et de mettre en place les solutions pratiques adaptées à chacune, car oui, elles existent : les désagréments liés à la ménopause existent mais ne sont pas une fatalité !

N'hésitez pas à en parler !

Bouffées de chaleur, sueurs nocturnes, sautes d'humeur, fatigue, irritabilité... Non, vous ne devenez pas subitement dépressive et vous n'avez pas forcément besoin de prendre des antidépresseurs. Vous avez besoin d'aider vos hormones à se réguler pour continuer à produire celles du bien-être : sérotonine, dopamine, endorphine et ocytocine.

Ne restez pas seule face à ces troubles qui sont source de déstabilisation voire de fragilisation. Ce n'est pas agréable d'avoir l'impression que notre corps subit des transformations que nous ne contrôlons pas. Nous pouvons nous sentir fragilisées dans notre image de soi, dans notre intégrité corporelle, dans notre séduction. Nous ne nous sentons pas forcément bien à l'intérieur de nous à ce moment-là et certaines d'entre nous ne se reconnaissent plus complètement. Vous me dites souvent : « C'est comme si une étrangère habitait mon corps. » Ces réactions sont assez normales

et elles montrent que vous ne souhaitez pas vous laisser déborder par cette valse hormonale qui vous déstabilise. N'hésitez pas à en parler. Nous passons presque toutes par les mêmes phases, même si nous ne les vivons pas avec la même intensité.
Se sentir plus vulnérable, plus fragile à ce moment-là est normal. Ce cap de la ménopause s'accompagne en général d'autres bouleversements importants (enfants qui grandissent et quittent le nid familial, parents qui commencent à vieillir, questions sur l'environnement professionnel, personnel...). Il est parfaitement normal de se sentir un peu flottante et de craindre de perdre ses repères, ses ancrages. Parler, échanger, consulter, se faire aider, c'est salutaire. Nos amies ne peuvent pas tout pour nous et le recours à un professionnel du mieux-être peut vous aider à retrouver confiance en vous et assurance.

Priorité à l'activité physique

Je sais que vous êtes nombreuses à penser que prendre du poids à la ménopause est un peu une fatalité. Autant le dire tout de suite, c'est faux. Souvent, ce n'est pas la ménopause qui fait prendre du poids mais l'âge, en raison de **la combinaison de trois phénomènes concomitants :**

— **la perte de masse musculaire.** Or les muscles sont des gros consommateurs de calories : ils brûlent 85 % de nos calories même au repos ;
— **le ralentissement du métabolisme de base,** ou MDB (c'est-à-dire le nombre de calories brûlées sans rien faire pour assurer le fonctionnement de notre métabolisme). Moins le MDB brûle de calories, plus l'excédent de calories non brûlées est stocké dans les adipocytes ;
— **la modification de la répartition des graisses** qui avec la ménopause élisent domicile sur notre abdomen.

Mon conseil : *l'antidote, c'est l'****activité physique****, qui booste le métabolisme de base (c'est-à-dire le nombre de calories que nous brûlons au repos et qui définit l'énergie dont nous avons besoin), et* ***le renforcement musculaire****, qui développe la masse musculaire, contenant ainsi le développement de la masse grasse. C'est le « danger » à la ménopause, cette masse grasse qui supplante le muscle et qui va se loger principalement sur la paroi abdominale.*

> ***« Le sport et l'activité physique régulière sont des coups de pouce indispensables pour aider le corps à passer le cap. »***

Les critères à prendre en considération sont à la fois la fréquence, la durée et l'intensité. Le bon mix est une combinaison de cardio + renforcement musculaire au minimum cinq fois par semaine pendant 1 heure (après avoir vérifié avec votre médecin que votre condition physique vous l'autorise ; sinon, définissez avec lui le bon programme de sport pour vous en termes de fréquence, de durée et d'intensité). En complément, pensez à fuir la sédentarité et à être le plus souvent possible en mouvement. Vous pouvez aussi ajouter une activité d'étirements pour préserver la souplesse de vos articulations comme le Pilates ou le yoga.

Grâce à son hygiène alimentaire et à l'activité physique (voir la partie II de ce livre), il est tout à fait possible d'éviter de prendre du poids à la ménopause. On peut même aussi en perdre (en enlevant notamment le sucre raffiné et les produits industriels hypertransformés de son alimentation). La régularité et la discipline sont essentielles pour obtenir des résultats qui durent.

Prendre soin de sa peau

Notre peau vit et interagit avec notre métabolisme. Sous l'influence des bouleversements hormonaux que nous connaissons à la ménopause (et dès la préménopause en fait), notre peau change. Elle devient plus fine. Les fibres de collagène et d'élastine sont moins efficaces et moins nombreuses. Résultat, elles ont plus de mal à assurer leur rôle de soutien. Le derme perd de sa fermeté et notre peau se relâche. Sa texture change, nos pores se dilatent, devenant soudainement plus apparents. Elle a tendance à se déshydrater du fait de la perte en acide hyaluronique, cette molécule miracle naturellement présente dans le derme qui retient l'eau en profondeur dans les tissus. Des imperfections et petits boutons peuvent apparaître sous l'effet de l'augmentation des hormones masculines. Ainsi que des taches brunes du fait du dérèglement de la production de mélanine.

Mon conseil : *comme je l'explique dans le module 3, une belle peau, c'est du collagène + de l'acide hyaluronique + de l'élastine. Donc si on entretient bien sa peau, que l'on anticipe ses besoins en collagène et en acide hyaluronique, que l'on ajoute une protection efficace contre le photovieillissement (UVA & UVB),* ***on peut garder une peau ferme, hydratée avec de l'éclat, et limiter l'apparition des rides.*** *Vous avez tout un module consacré à la belle peau dans lequel je vous donne le mode d'emploi pour conserver une jolie peau à tous les âges.*

Prévenir les bouffées de chaleur

Comment traiter les bouffées de chaleur ? Est-il possible de les faire disparaître ? Ces bouffées de chaleur sont l'un des signes les plus courants de l'installation de la périménopause. Elles arrivent sans crier gare, sont plus ou moins importantes, invalidantes parfois. Elles arrivent de jour comme de nuit, bousculant la qualité de notre sommeil. Résultat, nous sommes davantage fatiguées, irritables, tendues. Chaque femme les vit différemment. Certains facteurs les aggravent comme le surpoids, le diabète, l'hypertension artérielle.

Que se passe-t-il dans notre corps ?

Le thermostat de notre corps se situe dans le cerveau et, pour être précise, dans l'hypothalamus. Avant la ménopause, il est réglé sur 0,4 °C, la zone de neutralité thermique. Or les œstrogènes jouent un rôle non négligeable dans notre thermorégulation. À la ménopause, les variations de nos œstrogènes ont des répercussions sur l'hypothalamus, qui est le chef d'orchestre à la fois des hormones et de la thermorégulation du corps.

Mon conseil : *pour les traiter, la première chose à faire est d'éviter tous les excitants qui auront tendance à augmenter la chaleur corporelle comme les épices, le café, l'alcool. Homéopathie, acupuncture, sophrologie, naturopathie, méditation..., il y a pléthore de solutions pour faire face aux bouffées de chaleur sans prendre de TSM (traitement substitutif de la ménopause). N'hésitez pas à demander conseil à votre médecin, gynécologue, pharmacien, naturopathe... Ne restez pas seule face à elles. Je sais combien c'est délicat, au début, quand on prend conscience que ces bouffées de chaleur ont à voir avec la ménopause, d'en parler. Dépassez ce stade et parlez-en, au contraire. Ça fait du bien et des solutions existent.*

Pour les bouffées de chaleur, ma recette homéopathique est le duo Serelys et Gonaxine 300 à prendre ensemble pendant 3 à 6 mois. Autre option, ***Abufène*** *(bêta-alanine), un acide aminé, une substance non hormonale, qui interagit avec le mécanisme périphérique de la production de chaleur au niveau des vaisseaux. On prend 1 à 3 comprimés par jour jusqu'à disparition des bouffées de chaleur.*

»» Pourquoi je suis rétive au TSM ? (Et c'est une décision super personnelle)

Tout simplement car il n'est pas sans incidence sur notre santé. Dans les années 2000, des études américaines et anglaises ont montré des corrélations entre ces traitements et le cancer du sein dont le risque était multiplié par 1,6. Certes, il y a eu ensuite plein de publications pour dire que les hormones testées aux États-Unis ne sont pas les mêmes qu'en France, que les populations testées avaient des cofacteurs importants… OK, mais moi, ce que j'ai retenu, c'est que ces traitements ne sont pas sans risque, comme tous les traitements me direz-vous. Les médecins les prescrivent de moins en moins et les réservent aux femmes qui ont des effets collatéraux (bouffées de chaleur, troubles du sommeil et de l'humeur…) très importants et/ou très invalidants, ou aux ménopauses précoces pour éviter les risques d'ostéoporose.
C'est une décision super personnelle où chacune doit arbitrer entre les risques et les bénéfices. Il est donc important d'avoir compris tous les risques liés à des prises d'hormones. Trop souvent, j'entends des femmes qui prennent ces traitements et qui ne sont pas vraiment au fait des effets secondaires éventuels. Alors oui, ces traitements hormonaux permettent de discipliner le corps pour lui redonner sa pleine performance.

»»

Oui, ces traitements peuvent être des facilitateurs de vie si vous devez faire face à des bouffées de chaleur très intenses et très nombreuses qui vous empêchent de bien dormir ou que vous vivez super mal. Mais avant de prendre ces traitements, il faut vraiment bien en comprendre tous les risques, trouver les bons dosages et définir la durée avec votre gynécologue. Normalement, ces traitements ne doivent pas excéder une durée de cinq ans. N'hésitez pas à consulter un endocrinologue, spécialiste des hormones, en plus de votre gynécologue si vous songez à prendre ce traitement. Deux avis valent mieux qu'un.
J'ai décidé pour ma part de ne pas prendre d'hormones ni chimiques ni naturelles. Mes bouffées de chaleur certes présentes étaient gérables et je préfère avoir chaud de façon impromptue, ne plus porter de col roulé et refaire mon brushing avant de sortir plutôt que prendre le moindre risque avec ma santé. Je fais confiance à mon intuition et à mon corps. J'ai pour principe de questionner le corps médical. Je prends toujours deux ou trois avis sur les décisions médicales importantes.

Faire face aux sautes d'humeur

Les hormones agissent comme des messagers biochimiques. Qualité du sommeil, gestion des émotions, fatigue, irritabilité…, elles tiennent les ficelles de notre corps. Les œstrogènes jouent un rôle important dans la chaîne de commandes hormonales et notamment celles de notre bien-être que sont la sérotonine et la mélatonine. Oui, à la ménopause, on peut tout à fait se retrouver avec une humeur déstabilisée, qui fait du yo-yo entre euphorie et abattement sans raison apparente, les fameuses montagnes russes. Trop souvent, le médecin généraliste, pas spécialement au fait de la ménopause et de ses troubles collatéraux, peut vous conseiller des antidépresseurs, pensant que vous êtes déprimée, ce qui n'est pas le cas. Alors, avant de prendre des antidépresseurs, faites vérifier vos dosages en vitamines du groupe B qui ont beaucoup d'incidence sur l'humeur : les vitamines B1, B2, B3, B5 et B8 sont impliquées dans la production d'énergie. Les vitamines B6 et B12 sont, quant à elles, essentielles dans le maintien du système nerveux central dans la régénération des cellules et dans la synthèse des protéines. Et pensez aussi au magnésium (de préférence marin), il donne de l'énergie pour lutter contre la fatigue et relaxe les nerfs.

Mon conseil : *pour faire face aux sautes d'humeur et aux baisses d'énergie, je vous recommande un super-cocktail où on mixe oméga-3 et magnésium en cure pendant trois mois ou plus si nécessaire. Et si vraiment vous avez le moral en berne, vous pouvez prendre du millepertuis, en vérifiant auprès de votre médecin que ce n'est pas contre-indiqué pour vous si vous avez un traitement médical de fond.*

Retrouver un bon sommeil

Si vous souffrez de troubles du sommeil en raison de vos bouffées de chaleur, vous retrouverez un meilleur sommeil en les traitant. Ayant eu à faire face à des perturbations de mon sommeil du fait des bouffées de chaleur nocturnes et aussi d'un excès de stress, je vous livre quelques astuces que j'applique depuis un certain temps et qui fonctionnent :

— pas de lumière bleue des écrans, téléphones, tablettes, ordis après 22 heures ;

— aucun appareil électronique dans la chambre ;

— température fraîche dans la chambre (j'ai coupé le chauffage) ;

— dîner tôt avant 20 h 30 et très léger pour que ma digestion soit terminée quand je vais me coucher ;

— pas de sport le soir, car cela retarde l'endormissement ;
— des oméga-3 et du magnésium pour l'humeur ;
— des plantes comme la valériane, la passiflore, la mélisse et l'aubépine.

Je vous conseille aussi l'excellent livre du docteur Joëlle Adrien, spécialiste du sommeil qui a une consultation à l'hôpital de l'Hôtel-Dieu, à Paris : *Mieux dormir et vaincre l'insomnie*.

Pour ce qui concerne la fatigue, commencez toujours par un bilan sanguin pour écarter toutes causes pathologiques ou carentielles en vitamines, oligoéléments…

Faire face à la baisse de la libido

Le sujet est complexe car multifactoriel. Il est autant émotionnel que physique.

Pour ce qui est de la dimension physique, il est clair que les œstrogènes sont les nutriments de la muqueuse vulvo-vaginale et leur carence au moment de la ménopause se fait sentir avec un inconfort et une fragilité de la muqueuse. Il faut savoir que des solutions sans hormones existent pour à la fois hydrater la muqueuse, résoudre le problème de sécheresse et entretenir la flore vaginale. On n'y pense pas souvent mais notre microbiote vaginal a besoin d'être entretenu pour éviter les infections, les mycoses et les cystites par exemple. Il convient alors de faire des cures de probiotiques pour rééquilibrer et régénérer notre flore vaginale, maintenir son pH, la protéger des agents infectieux avec des ovules à utiliser en cure (Gynophilus LP®, Feminabiane®…). Pour ce qui concerne la sécheresse vaginale à proprement parler, on peut faire des cures d'ovules à l'acide hyaluronique type Cicatridine®, qui favorisent la reconstruction tissulaire et l'hydratation de la muqueuse vaginale.

Quant à la dimension émotionnelle du désir et de la libido, chaque femme a sa problématique qui dépend à la fois de l'état de sa relation avec son conjoint, de l'image qu'elle a d'elle, de son estime et confiance en soi. Loin de moi l'idée de vous donner sur ces aspects-là des solutions clé en main qui je pense n'existent pas. Je ne fuis pas le sujet mais je n'ai pas de méthode à vous proposer, si ce n'est un travail d'introspection sur soi, son couple, sa relation à soi, ses attentes par rapport à l'autre. Et pourquoi ne pas demander les conseils d'une sexothérapeute qui pourra vous aider à retrouver le chemin de votre désir, de votre corps ?

Ce qu'il faut surveiller

La ménopause n'est pas une maladie et la surmédicalisation dont elle fait l'objet a tendance à la positionner dans la sphère de la maladie. Cela étant posé, à partir de 50 ans, un suivi régulier et préventif de notre santé est plus que recommandé : il est indispensable. La médecine préventive est notre alliée longévité active.

Alors on fait le suivi régulier de :

— **ses organes féminins :** seins (mammographie et échographie tous les ans), utérus (frottis tous les ans), ovaires. Oui, n'oublions pas les ovaires et prenons l'habitude de faire une échographie ovarienne tous les ans. C'est un très bon outil de prévention sans rayons et indolore. Durant cet examen, votre vessie aussi est contrôlée. Or à la ménopause, la vessie se défend moins bien contre les infections. Elle est plus sensible, plus instable. D'où l'apparition de cystites, ces infections urinaires désagréables et qui peuvent devenir récurrentes. Pensez à prendre soin de votre flore vaginale en faisant des cures de probiotiques vaginaux, généralement sous forme d'ovules ;

— **son cœur :** les maladies cardio-vasculaires sont la première cause de mortalité chez les femmes de plus de 50 ans devant tous les cancers, car nos artères ne sont plus protégées par les œstrogènes. Nos symptômes sont différents de ceux des hommes. Les hospitalisations pour infarctus progressent de 5 % par an chez les femmes de 45 à 55 ans. Faire contrôler son cœur à partir de 45 ans est important. Ce premier bilan vous indiquera votre état de forme et le rythme auquel vous devez consulter ensuite votre cardiologue. Les œstrogènes ont un rôle bénéfique sur l'endothélium vasculaire (couche tapissant l'intérieur des vaisseaux sanguins) ainsi qu'une action préventive sur l'athérosclérose (perte d'élasticité des artères) ; ils améliorent aussi le rapport entre le « bon » et le « mauvais » cholestérol ;

— **sa densité osseuse :** à partir de 55 ans, faites mesurer votre ostéodensitométrie. On le fait *via* un scanner ;

— **son côlon :** à partir de 50 ans, tous les cinq ans, je vous conseille de faire une coloscopie en plus de l'examen de selles recommandé par l'Assurance maladie.

Les examens de prévention non négociables à partir de 45 ans

1. Examens gynécologiques :
   - mammographie et échographie des seins ;
   - frottis avec typage HPV ;
   - échographie des ovaires.
2. Bilan sanguin annuel global.
3. Examens de la thyroïde (échographie et prise de sang).
4. Coloscopie (tous les cinq ans).
5. Bilan cardiaque incluant un test d'effort.

ZOOM SUR…

LE CŒUR DES FEMMES

L'ENGRENAGE DES MALADIES CARDIO-VASCULAIRES
CHEZ LES FEMMES

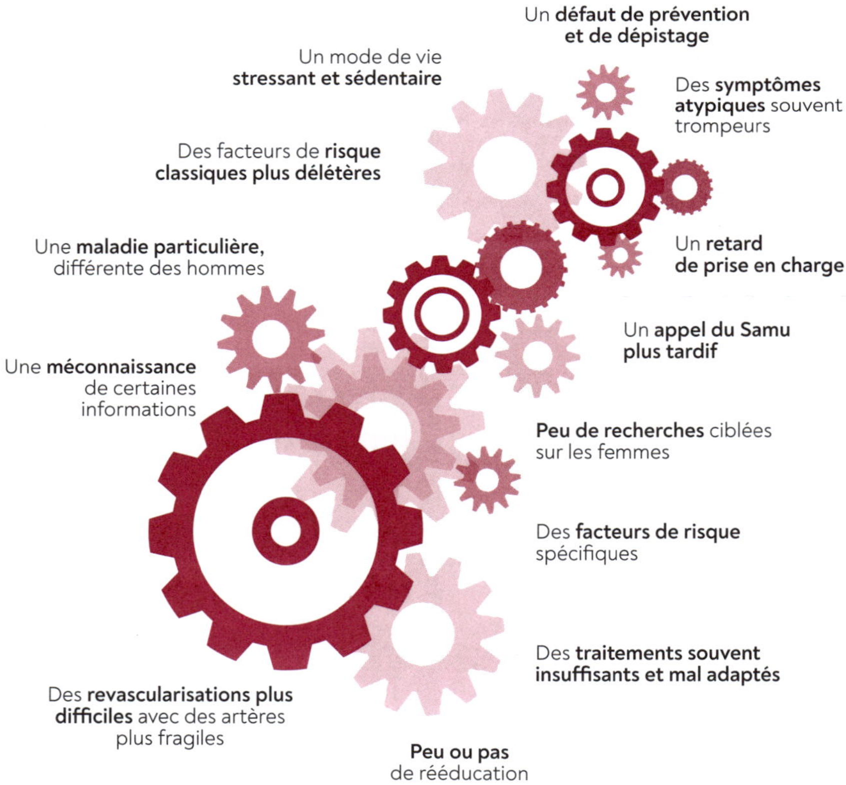

Source : Claire Mounier-Vehier, cofondatrice de Agir pour le cœur des femmes, autrice de *Mon combat pour le cœur des femmes*, Marabout, 2019.

»» L'andropause, quand les hommes aussi subissent les variations de leurs hormones

L'andropause est définie comme l'ensemble des symptômes physiologiques et psychologiques qui peuvent accompagner la baisse de testostérone chez l'homme, habituellement entre 45 et 65 ans. Elle est un pendant de la ménopause chez la femme, à la différence qu'elle ne touche pas tous les hommes, là où la ménopause concerne 100 % des femmes. Elle touche une minorité d'hommes et ne marque pas l'arrêt de la fertilité. Par ailleurs, le déclin hormonal chez l'homme est partiel, progressif et inconstant, contrairement à la femme, chez qui les hormones chutent de façon marquée sur une période plus ou moins longue.
La testostérone est l'hormone sexuelle prépondérante chez l'homme. On l'associe à la vitalité et à la virilité. On lui doit l'apparition des caractères sexuels masculins à la puberté.

Elle contribue également à maintenir la santé des os et la fermeté des muscles, et stimule la production du sperme et des globules rouges. La manière dont le gras s'accumule sur le corps est aussi influencée par cette hormone. Les femmes en produisent également, mais en très faible quantité. La testostérone est produite par les testicules. La quantité de testostérone produite dépend des signaux envoyés par des glandes situées dans le cerveau, à savoir l'hypothalamus et l'hypophyse.
Divers facteurs vont favoriser ou inhiber la production de testostérone. Les rapports sexuels, par exemple, la stimulent. Une fois produite, la testostérone circule dans le système sanguin et se lie à des récepteurs de divers tissus, où elle exerce ses effets.

»»

L'andropause peut se manifester par différents facteurs :

- une baisse de l'appétit sexuel ;
- l'apparition de problèmes érectiles ;
- une sensation d'être à court d'énergie et d'entrain ;
- des périodes de transpiration excessive ;
- des problèmes d'insomnie ;
- une prise de poids.

L'andropause fait débat au sein de la communauté scientifique car elle ne concerne pas tous les hommes. Il n'en demeure pas moins utile, à partir de 50 ans, de vérifier vos taux de PSA, le baromètre de la santé de votre prostate. C'est un dosage qui se fait par une prise de sang et le spécialiste qui s'en occupe est l'urologue.

MON PROGRAMME
Ménopause heureuse

→ Je fais du sport et j'adopte une alimentation équilibrée pour une jolie silhouette et une bonne santé :
• je divise par deux mon assiette : c'est le bon moment pour changer de vaisselle et réduire la taille des assiettes. Plus le contenant est petit, plus vite il est rempli ;
• j'avale une cuillerée à soupe de vinaigre de cidre diluée dans un verre d'eau 20 minutes avant les repas ;
• je zappe les desserts (mieux vaut s'autoriser un verre de vin ou une coupe de champagne qu'un gâteau à la fin du repas) ;
• je multiplie par deux le sport ;

• j'intègre la mobilité et le mouvement dans ma vie quotidienne.

- Je prends du calcium et de la vitamine D pour des os en béton.
- Je mise sur les gels pour une vie intime confortable.
- Je pratique le Pilates et le yoga pour un périnée tonique et des articulations souples.
- Je prends des oméga-3 pour réguler mon humeur.
- Je veille à avoir un sommeil réparateur.
- Je mise sur les protéines et les shampoings sans sulfates pour une chevelure plus dense.
- Je pratique des exercices de musculation du périnée indispensables au soutien de la vessie, du vagin et du rectum.
- Je mange moins. C'est la clé de la longévité et l'assurance de conserver votre poids, d'éviter de grossir. Sachez reconnaître la faim et mangez quand vous avez faim et non quand vos émotions prennent le dessus. Gardez bien en tête qu'avec l'âge, notre métabolisme ralentit, nous perdons de la masse musculaire vite remplacée par du gras que notre corps stocke.
- Je fais de mon gynécologue mon « partenaire de ménopause ». C'est un interlocuteur central, celui qui peut vous orienter, vous conseiller, vous aider à comprendre ce qui se passe dans votre corps et quelles solutions/options s'offrent à vous.

MODULE N° 5

LE CHANGEMENT DE VIE

Il n'y a pas d'âge pour changer de vie. Je vous assure que c'est vrai, car la plus grande aventure que vous puissiez entreprendre, c'est de vivre la vie dont vous rêvez, c'est d'être la personne que vous rêvez de rencontrer. Et plus on avance en âge, plus on a envie de le faire, plus on sent l'urgence de sortir des faux-semblants qui nous pèsent.

Comment le faire ? Comment rebondir ? Comment oser se renouveler ? Comment trouver le courage de dépasser ses peurs et se jeter dans le grand bain de la nouveauté ?

Une seule méthode pour y arriver : tenir tête aux normes et à tous ceux qui nous disent ce que nous ne pouvons pas faire.

« *Prendre de l'âge n'est pas un problème. C'est la façon dont on le regarde qui l'est.* »

Le regard que l'on porte sur l'âge conditionne complètement notre façon de le vivre, de l'envisager, de le projeter. Je considère l'âge comme une vraie chance, une bénédiction. C'est magnifique d'être vivant, bien davantage qu'être jeune, qui n'est qu'une étape de la vie. Pourquoi en faire l'étalon de mesure de tout ? C'est absurde et cela relève d'une confusion. La jeunesse est un état d'esprit avant d'être un état physique. Ne les confondons plus.

Proposons au contraire des récits alternatifs positifs qui montrent que l'on peut prendre de l'âge sans forcément devenir vieille ou vieux. Je suis sincèrement convaincue que notre âge a de moins en moins le pouvoir de nous définir et de nous délimiter. Dans son ouvrage *Les Fleurs de l'âge* (Flammarion), Josiane Asmane dit de l'âge « qu'il est démodé ». Quant à mon amie Perla Servan-Schreiber, elle revendique fièrement dans son dernier ouvrage, du haut de ses 78 ans, que « vieillir c'est vivre ». Elles ont tellement raison toutes les deux.

Pour autant, les mentalités sont ce qu'elles sont, et le combat de désenclavement de l'âge ne fait que commencer. Soyons-en les pionniers. Refusons l'invisibilité à laquelle nous sommes astreints.

Pour réussir son changement de vie, je pense qu'il y a quelques principes à intégrer et à suivre.

La préparation est importante

Changer de vie sur un coup de tête, juste parce que notre patron nous insupporte ou que nous ne savons plus quel sens donner à ce que nous faisons, peut s'avérer aventureux dans un contexte professionnel qui ne valorise pas forcément la mobilité. Voici quelques questions à vous poser pour vous aider sur ce chemin que j'ai moi-même parcouru.

POURQUOI VOULEZ-VOUS CHANGER DE VIE ?

La première question est le « pourquoi ». Volontairement, je n'ajoute ni « professionnelle » ni « privée » derrière le mot « vie », car nous sommes une et même personne, nous ne nous séparons pas en une personne professionnelle et une personne privée. Changer de métier ou d'activité est une chose, changer de vie peut aller de pair ou pas avec ce changement. Tout dépend de l'ampleur que vous souhaitez donner au changement. Changement de job ? De métier ? De région ? De pays ? Besoin d'acquérir des compétences complémentaires ou pas ? De formation ?

Tout projet de changement de vie, que cela soit une reconversion professionnelle ou une volonté de changement de vie plus drastique, commence par un travail introspectif dont l'objectif est de répondre à la question « pourquoi je veux faire ça ? » Quel est le sens profond de ma démarche ? Nous trouvons de la satisfaction dans notre vie quand elle est connectée à notre « pourquoi », au sens profond et supérieur qui nous anime, nous motive, nous entraîne.

Quelques questions clés pour vous aider à préciser votre « pourquoi » :

— Qu'est-ce qui me motive pour me lever le matin ?
— Quand est-ce que je donne le meilleur de moi-même ?
— Qu'est-ce qui me rend unique, différent aux yeux des autres ? Et à mes propres yeux ?
— Qu'est-ce qui me nourrit ?
— Où réside ma singularité ?

QUELLE EST L'ÉMOTION SOUS-JACENTE À CE DÉSIR DE CHANGER DE VIE ?

Fermez les yeux, concentrez-vous sur ce que vous ressentez dans votre corps. Quelle est l'émotion dominante ? Est-ce une émotion positive qui vous pousse à aller de l'avant, un « oui » à une proposition, une opportunité, une ouverture, ou au contraire une émotion négative liée à une perte, à une porte qui se ferme, à un refus, un rejet, une peur ? Est-ce un changement voulu ou subi ?

Ce travail préparatoire est très important, en ce sens où il va vous permettre de définir le plus précisément possible votre plan d'action. Oui, vous avez besoin de planifier votre changement de vie pour mettre le maximum de chances de votre côté.

DANS QUEL CONTEXTE INTERVIENT CE CHANGEMENT DE VIE ?

Avez-vous une vie trop répétitive ? Vous ennuyez-vous ? Avez-vous perdu le sens de vos actions ? Vous sentez-vous à côté de la vie dont vous rêvez ? Avez-vous le sentiment de passer à côté de la personne que vous souhaitez être ? Peut-être tout simplement vous sentez-vous étouffé et avez-vous l'impression de vous éteindre à petit feu dans une existence trop réglée, trop répétitive, ennuyeuse ? Quelles que soient la ou les raisons pour lesquelles vous souhaitez changer de vie, il est toujours possible de le faire.

QUELLE EST VOTRE SITUATION PERSONNELLE ET PROFESSIONNELLE ?

Vivez-vous seul ou pas ? Votre conjoint, compagnon a-t-il des ressources stables et régulières qui pourront compenser votre baisse de revenus ? Est-ce un projet partagé ou pas dans votre couple ? Quelles sont vos ressources financières ? Combien de temps pouvez-vous tenir sans travailler ? À quoi allez-vous devoir renoncer dans votre mode de vie ?

Il est important d'aborder un changement de vie avec un maximum de lucidité et de détermination en faisant un examen le plus rigoureux possible de sa situation.

Je vous propose un exercice tout simple (appelé SWOT pour *Strengths, Weaknesses, Opportunities, Threats*, c'est-à-dire Forces, Faiblesses, Opportunités, Risques). Il consiste à prendre une feuille de papier et à la diviser en 4 carrés dans lesquels vous allez lister :

1 Vos forces : qu'est-ce que je sais faire ? Quelles sont mes compétences qui sont valorisées aujourd'hui sur le marché du travail ?

2 Vos faiblesses : que me manque-t-il pour (re)trouver un job : formations, réseaux, situation géographique...

3 Les risques de ce changement de vie : perte de niveau de vie, surface de l'épargne disponible, attitudes/réactions de la famille, compétences importantes à acquérir...

4 Les opportunités offertes par ce changement de vie : donner vie à une passion, changer de job pour aller vers quelque chose de plus attirant, clore une relation de travail et/ou de couple insatisfaisante, me surprendre, être fier de moi...

Il vous servira à clarifier votre projet de vie :

— Souhaitez-vous rester salarié en changeant d'entreprise uniquement, en changeant de secteur d'activité ou de poste ?
— Lancer votre entreprise ?
— Devenir free-lance ?
— Changer de pays et d'activité ?

Autant de questions importantes à traiter pour bien établir le cadre de votre changement de vie.

Ne pas avoir peur d'échouer

L'échec, le grand mot qui fait mal, est lâché. Souvent, nous faisons un amalgame entre « rater quelque chose » et « être un raté ». Nous associons l'échec de notre projet à l'échec de notre personne. Ce qui est faux bien sûr, car pour reprendre les mots de Charles Pépin dans son remarquable ouvrage *Les Vertus de l'échec*, « l'échec n'est pas celui de notre personne, mais celui d'une rencontre entre un projet et un environnement. Évidemment, il faut chercher à savoir pourquoi cette rencontre s'est mal passée. Peut-être étions-nous en avance sur notre temps ? Peut-être notre projet comportait des défauts ? Nous devons assumer notre échec sans nous identifier à lui. L'échec nous fait mal car il vient fissurer notre carapace identitaire, notre image sociale, l'idée que nous nous faisons de nous-mêmes. Nous perdons soudain nos repères ».

« Apprendre à oser ! »

Sans acceptation du risque, il est impossible d'oser, d'avoir de l'audace. Comment rebondir, changer d'orientation, si la peur de l'échec nous tétanise et la prise de risque nous paralyse ? Où trouver la force d'agir malgré la peur ? Ceux qui réussissent transforment la peur en moteur et font de la compétence, de l'expérience leurs atouts pour réduire le risque.

Continuons avec Charles Pépin : « L'audace est un résultat, une conquête, on ne naît pas audacieux, on le devient. Il faut être compétent pour dépasser sa compétence et se découvrir capable d'audace. Voilà la première condition de l'audace ; avoir de l'expérience, accroître sa compétence, maîtriser sa zone de confort pour oser en sortir et faire le pas de plus. Apprendre à oser, c'est apprendre à ne pas tout oser, à oser quand il le faut, lorsque les nécessités de l'action exigent ce saut au-delà de ce que nous savons. Pour réussir à oser, il faut ne pas être trop perfectionniste. »

Le bon tandem de la reconversion de vie : lucidité et détermination

LUCIDITÉ POUR…

— Comprendre les logiques du marché du travail sur lequel vous opérez ou souhaitez vous développer sans illusion ni excès de pessimisme.
— Laisser le passé derrière vous, même si vous l'aimez bien, votre passé.
— Utiliser le SWOT pour avoir une vision claire de vos forces, de vos aptitudes et des efforts que vous êtes prêt à faire.
— Définir votre objectif professionnel et personnel car nous n'avons qu'une seule vie et nous sommes la même personne.
— Évaluer votre potentiel de réussite le plus finement possible.
— Avoir conscience de vos limites : non, nous ne sommes pas tous et toutes égaux dans tous les domaines. Il y a des reconversions-évolutions plus naturelles et faciles que d'autres.
— Constituer votre équipe de soutien - que je différencie de la famille car son rôle est différent. La famille est un soutien affectif important là où votre équipe de soutien est davantage un partenaire professionnel, des personnes qui ont à cœur de vous aider, de vous accompagner avec honnêteté et bienveillance. Cela peut être votre coach, votre thérapeute, votre prof de yoga…
— Développer votre nouveau réseau pour faire aboutir son projet.

DÉTERMINATION POUR…

— Choisir en ayant une vision claire de tout ce à quoi vous êtes prêt à renoncer : confort social, matériel…
— Visualiser le chemin à parcourir pour atteindre le but fixé.
— Vous fabriquer un mental en béton et une bonne condition physique pour tenir le rythme et la durée. Visualisez le changement de vie

comme une compétition sportive et planifiez votre préparation étape par étape comme si demain vous décidiez de courir un marathon.
— Définir le plan d'action et vous y tenir. Certains jours seront plus difficiles que d'autres, c'est normal et pas grave. Tenez bon sur votre *timing*.
— Vous faire confiance, ne pas douter de vous. Dites-vous que vous n'êtes pas seul dans cette galère, que de nombreuses personnes avant vous ont été ou sont confrontées aux mêmes questions, enjeux, problèmes. Ce n'est pas vous le problème.
— Aller à la rencontre de toutes les nouvelles personnes dont vous avez besoin pour votre projet. Osez ouvrir les portes, demander de l'aide. Ce n'est pas faire acte de fragilité que de demander de l'aide.

L'importance de l'écosystème relationnel

Changer de vie, d'orientation professionnelle, est un cap qui peut nous faire nous sentir plus vulnérables, plus fragiles, avec un réflexe de protection dans sa coquille. Ça, ce n'est pas une bonne idée. Rester seul face à toutes ses interrogations augmente la peur de l'inconnu et du changement. Qui dit changement dit besoin d'appuis multiples pour bien rebondir. Trouver les bonnes personnes, celles qui sauront vous fournir l'aide dont vous avez besoin, c'est la stratégie réseau.

COMMENT ÇA MARCHE ?

Nous avons chacun notre réseau professionnel construit au fil des années. Quand on change de direction, de secteur, d'univers, de pays, on peut avoir besoin de l'élargir, de l'étoffer, d'en construire un nouveau. Est-ce simple ? Non, pour en avoir fait l'expérience, cela demande de la patience, de la ténacité et de la constance. Rien n'est impossible, mais ça prend du temps. Il faut procéder par étapes.

1 La première étape consiste à cibler qui, dans votre réseau, peut vous apporter des opportunités pour obtenir des informations sur un secteur, pour comprendre le fonctionnement de tel autre. Activer son réseau, cela ne veut pas dire demander de façon directe un job à quelqu'un. C'est demander des conseils, chercher les informations qui vous permettront de mieux connaître le secteur où vous souhaitez rebondir, en comprendre les lignes de force de façon à trouver votre clé d'entrée, celle qui vous différenciera sur ce marché-là.

2 Une fois les personnes identifiées, comprenez quels sont les meilleurs canaux par lesquels contacter ces personnes clés (mails, réseaux sociaux...).

3 Apprenez à aborder de façon synthétique et claire votre projet de reconversion professionnelle, à vous présenter et à valoriser votre carrière passée. Votre interlocuteur a en général une heure à vous consacrer. Essayez de parler uniquement 10 minutes de façon à tirer le meilleur parti de votre rendez-vous.

4 Pour ce faire, travaillez votre « *pitch* » de présentation. Idéalement, vous devez avoir deux formats de *pitch* : un de 3 minutes maximum que vous utilisez en introduction de vos rendez-vous réseaux et le super synthétique « *elevator pitch* », celui qui dure 30 secondes, le temps pour l'ascenseur d'arriver à bon port. Un *pitch* consiste à présenter de façon synthétique votre projet en mettant en avant ses points d'aspérités essentiels et vos compétences pour y arriver.

Pour avoir fait ces exercices durant la construction de mon projet de reconversion professionnelle, je vous assure que ces outils s'avèrent très utiles quand vous êtes en rendez-vous. Est-ce que c'est facile à faire ? Non, mais il existe des méthodes pour le faire et surtout des coachs spécialisés en reconversion professionnelle dont c'est le métier.

CONSTRUIRE SA *DREAM TEAM*

C'est une étape très importante car seul, on peut aller vite, mais à plusieurs, on va plus loin. Pour mener à bien un projet quel qu'il soit, savoir s'entourer est fondamental. Pour ce faire, l'étape de la définition de ses forces et faiblesses est clé car c'est là que vous pourrez identifier les compétences qui sont les vôtres, celles dont vous avez besoin pour votre projet et, par soustraction, celles qui vous manquent et que vous devez trouver pour fabriquer votre *dream team*, qui ne se résume pas à votre famille et vos amis. Cette équipe de soutien vous permet d'être plus efficace, elle est là quand vos doutes vous submergent et quand votre créativité déborde, au risque de partir dans tous les sens et de vous déconcentrer de votre objectif central.

Savoir demander de l'aide est une qualité, une preuve de force et non de faiblesse comme de nombreuses personnes le pensent. Nous ne sommes pas omniscients et personne ne nous le demande. S'entourer des personnes qui seront là pour vous aider à trouver votre nouveau chemin et à lui donner corps est fondamental.

Pour ma propre reconversion, j'ai construit une équipe de soutien constituée de :

— un coach en reconversion professionnelle qui m'a aidée à clarifier mon « pourquoi », à définir précisément le chemin sur lequel je souhaitais aller, à comprendre et intégrer la stratégie réseau – même si cette partie-là ne me passionnait pas trop. Je me suis accrochée car je savais que c'était utile. Avec lui, j'ai bâti ces fameux *pitchs* de présentation, dont je me suis pas mal servie au fil de mes rendez-vous ;

— une informaticienne, as des as, qui m'a aidée à optimiser mon blog et ma ligne éditoriale.

— une thérapeuthe pour continuer le travail sur moi, qui m'aide tous les jours à gérer mes émotions, mes peurs, mes ombres.

— mon coach de sport, avec lequel j'ai intensifié mes séances pour évacuer le stress, les doutes, les colères et frustrations diverses qui ont émaillé mon chemin.

»» Un coach professionnel et un bilan de compétences : pour quoi faire ?

Un coach professionnel, ce n'est pas un psy ni un copain, c'est une personne formée aux techniques d'aide aux diagnostics et accompagnement des reconversions professionnelles. Les coachs professionnels ont quantité d'outils pour travailler avec nous et nous aider à clarifier le fouillis de notre mental et notre créativité débordante. C'est avec eux que vous pouvez réaliser un bilan de compétences. Comme son nom ne l'indique pas, le propos de cet exercice n'est pas de lister ce que vous savez faire. Ce n'est pas un contrôle de connaissances. Bien souvent, son appellation induit en erreur et j'ai rencontré de nombreuses personnes qui refusent de le faire, ne souhaitant pas être contrôlées. Ce n'est pas l'objet de cet outil. Son objet est de vous aider à faire le point sur votre carrière pour imaginer la suite, que cela soit en termes de formations complémentaires ou de reconversion professionnelle.

La réalisation d'un bilan de compétences est un outil précieux pour mieux cerner votre profil professionnel, anticiper votre avenir ou préparer un nouveau projet de carrière. Le bilan de compétences vous aidera à mieux vous épanouir au travail, en tenant compte de votre personnalité, de vos aptitudes, de vos compétences, et des débouchés existants.

Les intérêts de cette démarche sont nombreux. En réalisant un bilan de compétences, vous pourrez :

- prendre du recul sur votre situation professionnelle, la débloquer, la relancer, ou tout simplement la conforter ;
- réfléchir à vos envies et à votre avenir ;
- développer votre confiance en vous par une meilleure connaissance et acceptation de vos forces et de vos faiblesses ;
- vous découvrir de nouveaux intérêts, motivations ou perspectives professionnelles ;

»»

- prendre en main votre carrière et anticiper son évolution sans la subir ni vous laisser surprendre par le cours des événements ;
- vous épanouir au travail et réussir avec un projet professionnel concret et un plan d'action précis.

Comment en bénéficier ?
C'est une démarche payante qui peut être prise en charge par le compte formation du salarié ou par l'employeur. Il dure une vingtaine d'heures à raison de séances de 2 à 3 heures et peut être effectué pendant ses heures de travail avec l'accord de son employeur. Au global, un bilan de compétences prend 2 à 3 mois. C'est un bon point de départ à la réflexion professionnelle.

Favoriser une image positive de soi

POURQUOI EST-CE SI IMPORTANT, LA CONFIANCE EN SOI ?

Je lui accorde beaucoup d'importance car je pense qu'elle est un socle qui permet d'être à l'aise dans sa vie car elle nourrit et entretient l'estime de soi. On les confond parfois. Elles vont de pair, mais elles ne sont pas identiques. L'estime de soi est davantage un sentiment envers soi-même, un ressenti là où la confiance en soi s'ancre davantage dans l'action. L'estime de soi parle de l'opinion que nous avons de nous-mêmes, de la façon dont nous nous jugeons, de la valeur que nous nous accordons. Alors que la confiance en soi est reliée à la perception réaliste et ponctuelle des ressources dont on dispose pour faire face à une situation donnée. Ce n'est donc pas un sentiment permanent car la confiance est liée à la situation précise qui se présente.

LES 5 RÈGLES DE LA CONFIANCE EN SOI

1 **Honorer sa valeur, sa place, reconnaître ses mérites, s'autoriser l'amour, les succès, la réussite.** Trop souvent, on a tendance à placer la reconnaissance de notre valeur dans le regard de l'autre. Résultat, on se sent jugé en permanence. Or ce sont rarement les autres qui nous jugent mais plutôt nous-mêmes. J'ai mis du temps à intégrer la nécessité d'intérioriser sa valorisation personnelle, d'être suffisamment lucide pour reconnaître mes atouts, mes talents, mes accomplissements, mes sphères d'excellence. C'est un véritable exercice, la lucidité, qui est d'autant plus important que la lucidité nous autorise ensuite l'audace, la détermination, la cohérence, la réussite quel que soit le domaine concerné. Comment se lancer dans de nouvelles activités sans confiance en soi ? Comment construire un projet en cherchant à l'extérieur de soi les autorisations ? Difficile. Honorer sa valeur n'a rien à voir avec l'arrogance ou le nombrilisme. C'est une démarche de bienveillance envers soi, c'est une façon de mettre en application l'amour de soi, si important pour être ensuite capable d'aimer autrui.

2 **Éviter les comparaisons.** En nous mesurant sans cesse aux autres pour définir notre valeur, notre place, notre mérite ou nos compétences, nous nous dévalorisons et sapons le socle de la confiance en soi et de l'estime de soi. Nous nions nos particularités. Stopper cet automatisme demande un entraînement quotidien, de la volonté et de la détermination. Mais cela devient de plus en plus facile au fil des jours.

3 **Se parler gentiment.** Nous pouvons être nos pires persécuteurs. Elle vous est familière cette petite voix intérieure championne toutes catégories de la critique. Les « tu n'es pas à la hauteur... », « tu n'y arriveras pas... », « tu n'es pas assez... », ces petites phrases qui nous dénigrent à nos propres yeux et abîment notre estime de soi. L'antidote absolu, c'est la pratique de l'autocompassion, c'est-à-dire de se consoler sans se juger, se soutenir. Prendre conscience du pouvoir de la parole sur nous et sur les autres. La parole est une force.

Avec la parole, nous pouvons créer des histoires magnifiques. Mais quand nous la tournons contre nous-mêmes, elle peut détruire tout ce qui se trouve autour de nous et engendrer notre enfer personnel. En chacun de nous résident à la fois le tyran, le juge et la victime. Avoir conscience de la manière dont nous nous exprimons est donc super important. Ne pas parler pour médire de nous ou des autres, ne pas utiliser la parole pour fabriquer une histoire faite de rejet de soi et de jugement. Arrêter de nous déclarer coupables et de nous punir. Apprendre au contraire à faire de la parole une alliée, une force, et mettre en pratique au quotidien le premier accord toltèque : « Que votre parole soit impeccable », choisir de se parler avec intégrité, à soi et à autrui.

4 **Se débarrasser de notre sur-performante héroïne intérieure.** Vous la reconnaissez, Super Jaimie, cette héroïne construite à partir des images d'Épinal de la réussite telle qu'elle nous a été vantée et vendue dans notre enfance, notre adolescence et notre vie d'adulte. Elle cartonne en tout, Super Jaimie, elle n'a aucune faille, ne se plaint pas, elle serre les dents, avance et gagne. Aucune place à la vulnérabilité et à de quelconques imperfections. Cette héroïne intérieure, c'est cette vision idéalisée de nous-mêmes ou de ce que nous aimerions être... Ou encore de ce que nous pensons devoir être. Une image plastique fantastique d'un soi parfait, hors norme, qui aurait eu le succès, la réussite, l'amour des autres et peut-être même la célébrité. Il est temps de revenir à une réalité plus simple, à nous construire en fonction de nous-mêmes, à aller vers l'acceptation de soi. Laissez tomber la perfection et préférez-lui le quatrième accord toltèque : « Faire toujours de votre mieux ». Et certains jours, le mieux pour moi, c'est de rester au lit, d'aller marcher au soleil, de passer du temps avec mes parents... Peu importe, il n'y a pas de règle : juste ce qui est le mieux pour vous à ce moment-là. Ce qui est juste pour soi ne dépend en aucun cas d'une norme. Alors quand vous sentez poindre le « je dois faire ceci », remplacez-le par « je peux faire ceci ». Ainsi vous vous appropriez pleinement votre objectif sans vous soucier du jugement et des attentes d'autrui.

5 **S'accepter et se réconcilier avec soi.** Se donner l'autorisation d'être libre. Plus nous avançons en âge, plus nous avons envie de nous libérer des entraves qui pèsent sur nos épaules. Nous n'avons tout simplement plus le temps pour chercher un autre chemin que celui qui mène à soi, à une relation authentique avec soi. C'est un travail de se sentir à l'aise avec soi-même, aligné, avec ses qualités, ses talents, ses ressources, ses défauts, ses limites, ses vulnérabilités. Notre objectif est de devenir notre meilleur ami. Nous pardonner et nous autoriser le doute, les erreurs, les hésitations... Apprendre à nous aimer et surtout à voir nos qualités plutôt que nos présupposés manques ou défauts. C'est un vrai travail sur soi dont il ne faut pas mésestimer l'ampleur et que nous ne pouvons pas forcément faire seuls. Se faire aider est une très bonne option. Nous ne pouvons pas tout régler tous seuls, les thérapeutes, coachs de vie, psys... peuvent se révéler des aides précieuses. N'hésitez pas à vous faire accompagner. Ce n'est pas un aveu de faiblesse, juste de lucidité.

Ma méthode « bilan des forces en présence »

Je vous propose une méthode simple à utiliser pour faire un premier « *screening* » de tout ce qu'implique votre désir de changement.

— **Diagnostic « Moi dans mon job » :** ce qui va, ne va pas, ce à quoi j'aspire, solidité de ma position ou fragilité, risque de licenciement ou pas...

— **État des lieux « Mes compétences et mes aspirations » :** utilisez l'exercice du SWOT dont je vous ai parlé précédemment.

— **Le temps dont je dispose pour ma reconversion :** passez en revue de façon lucide vos ressources pour définir votre *timing* (épargne, nombre de mois d'indemnités Pôle Emploi, revenus complémentaires ou pas, aides financières...).

— **Mes astuces pour une transition en douceur :** certains moments seront plus délicats que d'autres à traiter. Si on les anticipe, ça passe mieux.

Quelques exemples de grands moments de solitude… à anticiper pour qu'ils passent mieux !

— Gérer l'agenda vide : « Il est 9 heures, je suis prêt, et je n'ai nulle part où aller. » Réponse : j'organise des activités le matin (sport, cours de quelque chose, formation, massage…).

— Gérer la participation à des événements pro : se présenter, répondre à la question « Et vous, que faites-vous ? » Non, la réponse « je suis pôle emploiste » n'est pas une bonne option car elle fait flipper tout le monde. Là, le *pitch* vous aide à répondre et à vous sentir bien.

— Les rendez-vous Pôle Emploi : oui, c'est déprimant, mais en même temps, nous avons la chance d'avoir un système d'aides pour amortir les chocs du marché du travail et investiguer de nouveaux chemins professionnels si nous en ressentons le besoin. Alors on va à ses rendez-vous avec le sourire et on remercie.

— **Investir les espaces de coworking :** le collectif est porteur :
- on n'est pas à l'abri d'une rencontre inspirante ;
- les échanges nourrissent les idées ;
- l'énergie et la créativité sont stimulées.

Et gardez en tête que **l'optimisme est votre meilleur allié** pour concrétiser votre changement de vie. La loi de l'attraction est puissante et je vous rappelle son principal enseignement : nous attirons ce qui nous arrive dans la vie avec nos pensées et les images que nous entretenons dans notre esprit. Nous attirons ce que nous vibrons, l'énergie que nous renvoyons. « Par conséquent, cette loi nous donne la responsabilité de ce qui nous arrive, explique le docteur Luc Bodin dans *La Loi d'attraction* (Guy Trédaniel éditeur). Nous ne subissons plus les événements. Nous prenons en main notre existence. À nous de semer les bonnes graines qui germeront dans notre futur et qui nous permettront de reprendre le pouvoir sur notre existence. Nous devons faire attention à nos pensées parce qu'elles ont des actions bien supérieures à ce que nous imaginons, aussi bien dans la construction que la destruction. Pour vivre dans le bonheur et l'harmonie, il est intéressant d'utiliser la puissance de votre pensée dans le sens positif. »

MON PROGRAMME
Changement de vie

- **Je développe ma niaque.** C'est une compétence qui se fabrique. Elle n'est pas innée. Elle s'acquiert par la passion (savoir ce qui compte plus que tout pour vous) et la persévérance (savoir ce qui est possible pour vous). Agissez sur ce qui dépend de vous en gardant en tête que vos pensées influencent votre attitude.
- **Je trouve ma philosophie personnelle.** C'est la clé de la cohérence. Définir votre vision, connaître vos forces et vos angles morts, est capital. Peu de gens font ce qu'ils disent en vrai. Plus votre pensée est claire, plus le chemin s'éclaire. L'idée est d'atteindre une cohérence entre vos pensées et vos actions.
- **Je trouve mon *flow*.** Comment vivre bien quand tout va mal ? Gardez en mémoire que l'activité est source en soi de satisfaction. Ce n'est pas l'atteinte de l'objectif qui procure du plaisir mais la voie pour y parvenir. Être dans le *flow*, c'est être concentré sur l'instant présent. Plus l'enjeu est important, plus il est préférable de démarrer à petits pas.
- **Je construis mon optimisme.** Ce n'est pas naïf, loin de là. C'est une façon de voir le monde positivement. En plus, choisir d'être optimiste, c'est bon pour la santé.
- **Je me frotte au réel – *Fall forward*.** Notre éducation ne nous prépare pas aux croche-pieds de la vie, à l'échec. Nous avons été éduqués pour réussir plutôt que pour apprendre. Résultat, trop souvent, nous nous identifions à l'échec. Or l'erreur fait partie de tous les jeux. Ce n'est pas parce que vous faites des erreurs que vous allez systématiquement échouer. L'échec nous fait nous frotter au réel et nous permet de rebondir. J'adore cette expression américaine (que m'a transmise une amie franco-canadienne) du *fall forward*, littéralement « tomber en avant ». Oui, c'est en tombant que l'on apprend à se relever et à marcher comme quand nous étions petits et qu'inlassablement nous sommes tombés avant de réussir à tenir sur nos deux jambes et à marcher.

ÉPILOGUE : L'ÂGE HEUREUX

« L'âge est une grâce qu'il faut mériter et non un poids qui nous écrase. »

Je suis convaincue que l'âge est une chance, une fenêtre ouverte sur des possibles différents comparés à ceux de notre jeunesse, mais pour autant pas moins intéressants.

L'âge est une chance à partir du moment où l'on a pris soin de sa santé, où l'on a entrepris avec son corps une relation d'expertise et de partenariat. Je suis frappée par le nombre de personnes pour lesquelles le corps est une sorte de boîte noire mystérieuse dont elles ignorent le fonctionnement et les besoins en déléguant bien souvent au corps médical son entretien. Aujourd'hui, grâce à la médecine préventive et de plus en plus personnalisée, il est important de s'approprier le sujet du corps. Non pas pour faire concurrence aux médecins en établissant nous-mêmes les diagnostics de maladies, mais en montant en expertise sur tout ce qu'il faut intégrer dans ses habitudes et comportements de vie pour préserver la bonne santé du corps le plus longtemps possible. Il s'agit de notre longévité en bonne santé. 80 % de notre vieillissement provient de notre hygiène de vie, notre alimentation et notre activité physique.

Plus nous serons experts de nous-mêmes, plus nous serons en mesure de mettre en place les bonnes pratiques pour notre santé et notre longévité. Plus tôt nous prenons conscience que notre corps mérite notre attention et que, par notre hygiène de vie, nous pouvons ralentir le vieillissement cellulaire, plus longtemps nous vivrons en bonne santé sans subir l'âge comme un fardeau qui empêche, restreint et limite.

Le plus tôt est le mieux, bien sûr, mais il n'est jamais trop tard pour bien faire, pour rétablir une hygiène de vie saine et non toxique. Plus nous aidons notre corps à préserver ses fonctions d'autorégulation et d'autorégénération, plus nous prenons de l'âge sans vieillir en préservant notre âge biologique qui, avec l'âge perçu, est le plus important. Qu'importent les nombres inscrits sur nos documents officiels, ce qui importe, c'est l'âge que nous ressentons. Et nous avons la main sur lui par notre hygiène de vie.

J'observe les bienfaits de la prise en main sur mes camarades sportifs qui s'entraînent en même temps que moi le matin. Ils ont entre 40 et 60 ans. Je suis témoin de leur transformation physique (perte de poids, posture plus droite, énergie décuplée) et aussi psychologique : je peux sentir leur gain de confiance en soi, la fierté de l'effort accompli et des progrès visibles. Nous nous soutenons, nous encourageons et nous félicitons régulièrement. C'est devenu un rituel entre nous. Quels que soient votre âge et votre condition physique de départ, il n'est jamais trop tard pour commencer à prendre soin de vous, de votre corps et de votre mental.

Prendre soin de sa santé, c'est pratiquer une prévention active tout au long de sa vie et le plus tôt possible. Être en bonne santé, ce n'est pas juste éviter la maladie. C'est développer un équilibre physique, psychique, relationnel et social.

Surtout, c'est opter pour la régularité de ses actions. Cela ne sert à rien de jeûner pendant une semaine si le reste de l'année vous êtes sédentaire et consommez des aliments gras et sucrés. Pas plus que de faire du sport intensif de temps en temps. **Notre corps pour être en forme a besoin de constance, de régularité, de règles.**

Vous avez l'impression que c'est hyper contraignant ? Et en fait, c'est tout le contraire. **La discipline, c'est comme un muscle, ça s'entretient.** À force de répétition, une règle devient une habitude. Je pratique le jeûne intermittent depuis cinq ans et tous les dimanches soir, je zappe le dîner de façon à rester 16 heures sans manger. C'est devenu un rituel de vie, un automatisme, je n'y pense même plus. Je le fais sans contrainte. Pour rendre mon hygiène de vie agréable, je me suis fixé la règle des 80/20 : 80 % de discipline et 20 % d'écarts que j'essaye de ne pas cumuler. Quand je fais un écart, je corrige immédiatement le lendemain en mangeant moins et essentiellement des légumes.

En finir avec la théorie de l'empêchement

Longtemps, les scientifiques ont cru qu'à partir de 25 ans, le cerveau commençait à perdre ses neurones. Nous savons aujourd'hui que cette affirmation est fausse. En 2013, des chercheurs suédois ont pu confirmer, grâce à la datation au carbone 14, que de nouveaux neurones continuaient à se former, notamment dans l'hippocampe, une région jouant un rôle clé dans la mémoire et la régulation des émotions, mais aussi dans la zone située sous les ventricules latéraux. C'est ce que les scientifiques appellent le « processus de neurogenèse », qui permet de nouveaux apprentissages tout au long de la vie.

« Nos recherches sur des personnes de 85 à 100 ans nous ont permis de constater que la plasticité cognitive, bien qu'un peu réduite, reste intacte jusqu'à la fin de la vie, selon le responsable du laboratoire du vieillissement cognitif de l'université de Genève. Même à cet âge, les performances cognitives peuvent être améliorées assez rapidement grâce à un entraînement. On peut donc apprendre une nouvelle langue par exemple ; même si cet apprentissage est certainement plus fatigant que s'il avait été réalisé plus jeune. »

In fine, il faut savoir que le cerveau est comme un muscle qui se nourrit du changement mais s'atrophie si l'on ne s'en sert pas. L'entraînement stimule les jeunes neurones à s'intégrer dans les circuits cérébraux pour établir de nouvelles connexions. Bonne nouvelle, l'activité physique est super efficace pour prévenir le vieillissement de notre cerveau.

Et autre bonne nouvelle pour nous toutes et tous, les chercheurs se sont rendu compte que, contre toute attente, certaines compétences comme la reconnaissance des émotions, la compréhension du vocabulaire et aussi la régulation du stress semblent atteindre leur sommet entre 45 et 50 ans. En termes scientifiques, ça s'appelle « l'intelligence cristallisée », à savoir la capacité à s'appuyer sur son expérience, ses compétences et ses connaissances. Dans un cerveau sain (voir module 1), ce type d'intelligence augmente progressivement avec l'âge et reste stable pendant très longtemps.

Ce qui me fait dire que **nous pouvons tout à tout âge**.

L'âge n'est ni une limite ni un frein à la curiosité, à la gourmandise de la vie, à l'optimisme. Le plaisir de jouer avec son cerveau, de ressentir son corps, de s'émouvoir, de partager et de créer, nourrit notre énergie vitale qui ne connaît pas les limites de l'âge.

Les seules limites qu'elle connaît, notre énergie vitale, ce sont nos pensées limitantes et le poids du regard extérieur qui est porté sur l'âge par notre société aveuglée par le jeunisme, nous amenant à confondre être vivant et être jeune en enfermant la jeunesse dans une vision corporelle étriquée. Être jeune, pour moi, c'est avoir de l'énergie, de la curiosité et la capacité physique de faire ce que je veux avec enthousiasme.

Les limites sont dans nos têtes et surtout dans les archétypes véhiculés.

Je ne mésestime pas le poids de l'âgisme et des archétypes super négatifs véhiculés sur l'âge. Ni la cohorte d'empêchements soi-disant induits par l'âge. La fermeture du marché du travail pour les 50+ en est une parfaite illustration. Je suis très mal à l'aise avec cette posture de disqualification de l'âge qui ostracise, écarte, limite. L'âge selon moi est synonyme d'expériences et de maturité. Nous avons engrammé à l'intérieur de nous une somme incroyable d'expériences qui nous donne de la liberté de penser et d'agir. Nous ne sommes plus enfermés dans des faux-semblants et libre à nous de sortir de notre zone de confort pour aller à la rencontre du changement. C'est probablement un pas très délicat à franchir. Sortir de sa zone de confort, se départir de croyances erronées, se délester de ses vieilles structures et de ses réflexes, choisir la souplesse du roseau et non la rigidité du chêne, oui nous devons faire des efforts, rien n'est acquis, mais rien n'est impossible.

Nous avons besoin d'intégrer que le temps n'est pas notre ennemi, que nous ne sommes pas en péril au fil des années qui passent. Regardons-nous en vrai. Ce que j'observe, quand je le fais, et je le fais beaucoup, c'est que tous les âges rajeunissent dans leur représentation et leur expression. Nous sommes les meilleurs ambassadeurs de nous-mêmes. **Plus nous serons fiers de nous, plus nous changerons le regard que la société porte sur l'âge que nous pouvons reprogrammer par notre hygiène de vie.**

REFUSER L'EFFACEMENT PROGRAMMÉ

Nous sommes libres de refuser les modèles imposés, la maternité pour les trentenaires, l'effacement programmé dès 45 ans et l'arrivée de la préménopause. Libres d'inventer d'autres façons de vivre dans notre âge, de l'habiter, de l'aimer, notre âge, sans aucune honte et aucun regret. J'aime cette idée de bien vivre dans son âge, de l'entretenir, d'en prendre soin.

J'aime l'affirmation de notre volonté à coopérer avec nous-mêmes pour créer un nouveau rapport à l'âge. Nous sommes probablement la première génération de femmes à pouvoir le faire. Regarder l'âge, notre âge, non plus comme un fardeau ou une limitation, mais au contraire comme une liberté nouvelle qui permet de sortir des sentiers, de créer quelque chose de différent, que cela soit dans sa vie amoureuse, professionnelle, amicale, familiale. C'est le juste moment pour refuser les cases qui ne nous conviennent pas, pour dire non à tout ce qui nous empêche, pour nous libérer du poids du regard des autres.

Il n'y a pas de date de péremption ni d'obsolescence programmée, car nous ne sommes ni des machines ni des objets. Ce qui est important, c'est ce que nous ressentons. Je sais combien les représentations qui nous sont renvoyées sur l'âge peuvent être violentes et agressives.

Mais les choses changent, les mentalités vont devoir évoluer avec l'allongement de la durée de la vie. Le vieillissement est de plus en plus considéré par les chercheurs comme une maladie et non une fatalité ou un processus naturel inéluctable. Si c'est une maladie, alors des traitements existeront. Aujourd'hui, dans leurs laboratoires en France, aux États-Unis et au Canada, des chercheurs réussissent à reprogrammer des cellules sénescentes, à leur redonner vie, prolongeant l'espérance de vie en bonne santé. À partir de là, l'âge va prendre une autre dimension.

À nous d'imposer dans l'espace public de nouvelles représentations corporelles. Montrer des corps de femmes et d'hommes différents à tous âges sans honte ni timidité. Ce sera nouveau et ça surprendra souvent, choquera probablement, mais qu'importe la diversité doit aussi prendre le pouvoir en matière de représentation de l'âge.

L'ÂGE EST UNE FORCE, CELLE DE MENER FIÈREMENT SA VIE

J'aime imaginer la vie comme un continuum et non une succession de périodes où il y aurait un âge d'or et des saisons plus ou moins désagréables. J'ai compris qu'à trop penser à son âge, on risque de s'enfermer dans son passé et d'avoir du mal à se projeter dans le futur, à élaborer des nouveaux projets, à aller à la rencontre de nouvelles personnes, à élargir ses réseaux.

Le repli sur soi, l'isolement, rétrécissent l'univers de projection, le champ des possibles, l'étendue des opportunités. Pour ce faire, l'image que nous renvoie le miroir est importante. Faites-la correspondre le plus possible avec la personne que vous rêvez d'être. Ne vous laissez pas tomber sous de fausses excuses, sous les « on ne peut pas faire ceci ou cela, porter ce type de vêtement, rire à gorge déployée ou aller danser jusqu'au bout de la nuit ».

Personne n'a le droit de vous enfermer dans une représentation qui ne vous correspond pas, qui ne vous tente pas, dans laquelle vous ne vous reconnaissez pas. Je n'ai quasiment pas changé de type de garde-robe en changeant de décennie. Je porte toujours aussi peu de robes et toujours autant de cuir que j'affectionne en version pantalon, blouson, jupe... J'adore teindre mes cheveux en blond beurre frais, je peux courir sur des talons de douze ou trotter en baskets selon mon emploi du temps. J'ai changé de vie à 52 ans et j'en suis ravie. Mon passé est bien là où il est. Je me concentre sur demain, qui m'enchante beaucoup plus.

FAIRE LA PAIX AVEC SOI

Ne mésestimons pas l'importance, pour rendre l'âge agréable, de faire la paix avec son passé, de se libérer des rancœurs, des malentendus, des peines, des échecs..., de tout ce qui pourrait vous retenir, vous empêcher de vous projeter, de continuer à construire votre avenir. Pour ce faire, nous sommes obligés d'aller à la rencontre de nos parts d'ombre, de nos cicatrices, de nos traumas et de nos fragilités. Difficile de faire l'économie de ce travail sur soi salvateur et libérateur.

DÉPROGRAMMER LES ANCIENS LOGICIELS POUR SE REPROGRAMMER

Se déconditionner pour renaître en quelque sorte à son nouveau soi, celui que l'on a envie d'explorer. Pour briser les vieux schémas qui nous enferment, apprenons à regarder la situation avec une perspective nouvelle de façon à pouvoir changer non seulement notre comportement mais aussi notre dialogue intérieur. À chaque instant, nous avons la possibilité de créer une relation bienveillante avec nous-mêmes, attentifs à nos véritables besoins, remplie d'indulgence et d'autocompassion.

Reprogrammer son âge, c'est :

— se reconnecter à soi et ne plus être victime des circonstances ;
— choisir de ne plus être guidé par des schémas extérieurs sur lesquels on n'a pas de prise ;
— s'ajuster aux changements de son corps et à ses nouvelles énergies ;
— alimenter son inspiration et sa créativité ;
— stimuler son corps, son énergie vitale ;
— adoucir le regard que l'on porte sur soi ;
— choisir ses priorités, opérer de manière consciente sans se laisser envahir par les demandes extérieures ;
— apprendre à dire non, à libérer de l'espace pour soi, à gagner en autonomie pour être le centre décisionnel de sa vie, à repenser l'âge.

PRENDRE DE L'ÂGE, C'EST VIVRE

C'est avoir l'opportunité d'écrire plein de nouveaux chapitres de sa vie. Les progrès de la médecine préventive sont une aide formidable pour associer âge et bonne santé. Ne laissez plus votre corps être une énigme pour vous. Faites l'effort de comprendre comment il fonctionne, comment respecter ses mécanismes d'autonettoyage et d'autorégénération. Plus vous serez expert de vous-même, plus vous aimerez votre âge, plus vous l'habiterez sans complexe et plus vous vous aimerez dans votre âge.

Oui, l'âge peut être heureux !

“

L'ÂGE
fait partie de
LA VIE,
il en est
LE PRIVILÈGE.

”

CONCLUSION

Oui vous pouvez décider d'avoir l'âge que vous voulez, car vous avez la main sur votre âge biologique, celui qui compte, grâce à votre hygiène de vie, aux décisions que vous prendrez quant à votre alimentation, votre activité physique et sociale. Nous sommes responsables de notre corps et de notre mental. Nous pouvons décider de l'aider et de l'accompagner, ou bien au contraire accélérer son vieillissement et sa dégradation.

Dans ce guide pratique de reprogrammation de votre âge, je vous ai donné toutes les clés pour comprendre et agir sur l'ensemble des paramètres qui vous permettront de maintenir votre jeunesse et votre vitalité. Je suis intimement persuadée que la compréhension est la clé de l'action. Comprendre permet d'éviter de subir des règles, de vivre dans la contrainte sans vraiment savoir pourquoi. Comprendre est la clé de la liberté, la sienne. Liberté de décider de soigner sa santé et non ses maladies ; de choisir une hygiène de vie bienfaitrice pour son organisme, pour son mental, pour soi.

Comme vous l'avez vu, à partir du module central « Les Essentiels de l'âge heureux », vous pouvez décider d'approfondir un thème plus particulièrement qu'un autre ou choisir de traiter tous les aspects de la reprogrammation.

Libre à vous de circuler à votre guise dans les modules et de les combiner selon vos besoins et vos envies.

Oui, reprogrammer son âge demande de l'implication personnelle, des efforts, de la régularité et de la discipline. Mais si je vous dis que grâce à votre implication vous éloignerez le spectre des maladies de civilisation oh combien invalidantes, vous conviendrez que le jeu en vaut la chandelle.

Il n'est jamais trop tard pour s'y mettre ! Plus vous commencerez tôt à mettre en place les piliers d'une hygiène de vie saine et performante que sont l'alimentation et l'activité physique, moins cela vous demandera d'efforts et surtout moins vous sentirez votre âge. Plus vous serez confortable avec vous-même et l'âge ne vous apparaîtra plus ni comme un fardeau ni comme une dégradation. Vous aurez confiance en vous, en vos potentiels, en vos désirs. Vous vous sentirez en pleine possession de votre vie. Et vous oserez faire le pari de la nouveauté, accueillir les changements comme autant d'opportunités de plaisir, de bien-être et de joie. C'est en accueillant de nouvelles relations, en découvrant de nouvelles activités et de nouveaux centres d'intérêt, en vous étonnant de vos capacités d'apprentissage, que vous stimulerez votre créativité, votre joie de vivre, votre estime de soi.

Vous verrez qu'une fois que vous aurez commencé votre reprogrammation, vous trouverez ça facile et tellement gratifiant !

En route vers l'âge heureux et décomplexé !

GRATITUDE...

Pour mon adorable famille qui me soutient dans toutes mes aventures. Ma maman Monique, mon frère Stéphane, mon papa Claude.

Pour mon amoureux Bertrand Saugnac, à mes côtés par vents et marées.

Pour ma *team* d'amies et amis, dont la présence est tellement précieuse : Valérie Accary, Catherine Mahé, Bernard Guillon, Perla Servan-Schreiber, Xavier Charpentier, Laura Leclerc, Martine de Richeville, Catherine Lacrosnières, Bertrand Bras, Sacha Stojkovic, Brigitte Constans, Jennifer Lund, Benjamin Wroebel, Sandrine Alouf, Josianne Asmane.

Pour ma formidable thérapeute, Anouk de Bordas, qui m'aide à éclairer mes ombres et à muscler mon mental.

Pour mon agent, Ariane Geffard.

Pour ma *team* de soutien, qui m'aide à rendre visible mon travail : Anne Lecozannet-Renan, *community manager*, Bérengère Audebert, reine de l'IT et du *back-office* de mon blog, David Mence, entraîneur sportif et préparateur physique, Laurence Revol, photographe.

Pour mon inspirante éditrice, Barbara Astruc, qui me pousse toujours un cran plus loin, et la super-équipe des éditions Leduc.

Pour ma communauté et mes lectrices, dont le soutien chaleureux et fidèle me va droit au cœur.

LES RÉFÉRENCES QUI M'ONT ACCOMPAGNÉE DANS CE TRAVAIL

LIVRES

- Joëlle Adrien, *Mieux dormir et vaincre l'insomnie*, Larousse, 2014.
- Docteur Odile Bagot, *Ménopause, pas de panique !*, Mango, 2019.
- Luc Bodin, *La Loi d'attraction*, Guy Trédaniel éditeur, 2018.
- Tara Brach, *L'Acceptation radicale*, Belfond, 2016.
- Docteur Jean-Paul Curtay, *Vous n'aurez pas Alzheimer*, Leduc, 2021.
- Michel Cymes, *Une année en pleine forme*, Solar, 2022.
- Sophie Dancourt, *Vieille, c'est à quelle heure ?! 50 ans, le nouvel âge d'or*, Leduc, 2022.
- Hal Elrod, *L'Équation du miracle*, Pocket, 2021.
- Giulia Enders, *Le Charme discret de l'intestin. Tout sur un organe mal aimé*, Actes Sud, 2020.
- Valérie Espinasse, *Les Secrets de l'équilibre féminin. La micronutrition au service de votre bien-être*, Leduc, 2020.
- Aurélie Godefroy, *Développer son féminin sacré. Se reconnecter à sa puissance et vivre pleinement sa féminité*, Eyrolles, 2022.
- Raphaël Gruman, *La Ménopause sans les kilos*, Leduc, 2017.
- Jessie Inchauspé, *Faites votre glucose révolution*, Robert Laffont, 2022.
- Docteur Emmanuelle Lecornet-Sokol et Caroline Balma-Chaminadour, *Et si c'était hormonal ?*, Hachette Pratique, 2019.
- Jean-Marc Lemaitre, *Guérir la vieillesse*, Humensciences, 2022.
- Professeur Valter Longo, *Le Régime de longévité*, Actes Sud, 2018.
- Claire Mounier-Véhier, *Mon combat pour le cœur des femmes, Agir avant qu'il ne soit trop tard*. Marabout, 2019.
- Charles Pépin, *Les Vertus de l'échec*, Allary, 2016.
- Don Miguel Ruiz, *Les Quatre Accords toltèques*, Jouvence, 2016.
- Docteur David Sinclair, *Pourquoi nous vieillissons et pourquoi ce n'est pas une fatalité*, Quanto, 2022.
- Docteur Ariel Toledano, *Prenez soin de vos jambes*, les éditions du Cerf, 2022.
- Thomas Uhl, *Et si je mettais mes intestins au repos ?*, Pocket, 2018.
- Romain Vicente, *Je jeûne !*, Eyrolles, 2019.

PODCASTS

- *The Science Behind Why We Age*
- *The Rich Roll Podcast*
- *Metamorphose podcast*

TABLE DES MATIÈRES

PARTIE 1

PRENEZ LA MAIN SUR VOTRE ÂGE !

PARTIE 2

LES ESSENTIELS DE L'ÂGE HEUREUX

PARTIE 3

LES 5 MODULES À LA CARTE

DE LA MÊME AUTEURE
aux éditions Leduc :

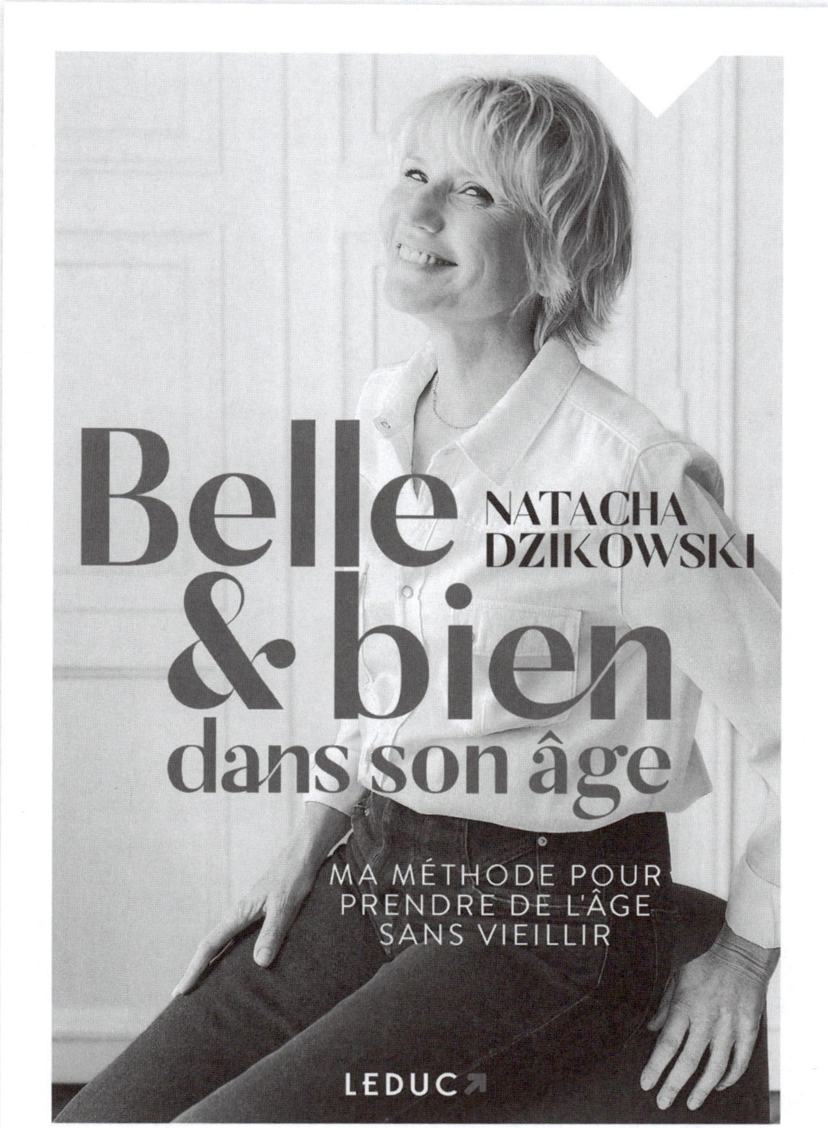

19,90 €

NOTES

NOTES

Cet ouvrage est composé de matériaux issus de forêts bien gérées certifiées FSC®, de matériaux recyclés et de matériaux issus d'autres sources contrôlées. Le Forest Stewardship Council® est une organisation internationale non gouvernementale qui encourage une gestion écologiquement adaptée, socialement bénéfique et économiquement viable des forêts de la planète. Pour en savoir plus, consultez le site www.fsc.org

FSC www.fsc.org MIXTE Papier | Pour une gestion forestière responsable FSC® C022829

Achevé d'imprimer en décembre 2022
sur les presses de la Nouvelle Imprimerie Laballery
58500 Clamecy
Dépôt légal : janvier 2023
N° d'impression : 211283

Imprimé en France

La Nouvelle Imprimerie Laballery est titulaire
de la marque Imprim'Vert®